Sanfte Medizin bei Fliege

Alles ist möglich

Fälle
Adressen
Service

Ein BIO-Ratgeber
RITTER

Verlag und Versand
82327 Tutzing/Starnberger See und
teletime-Fernsehproduktion, München

2. Auflage 2002
11.-30. Tausend

ISBN 3-920788-47-8

Zusammenstellung und Bearbeitung:
Walter Ohler und Monica Ritter

Redaktionelle Mitarbeit:
Margot Müller, Martina Seifen-Mahmoud

Grafische Gestaltung:
Design Concept Krön KG, Puchheim/München

Druck und Bindung:
Soltau Kurier, Norden

Gedruckt auf chlorfrei gebleichtem Papier

INHALT

Vorwort

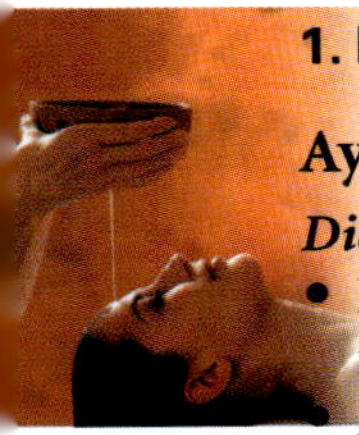

1. Kapitel

Ayurveda

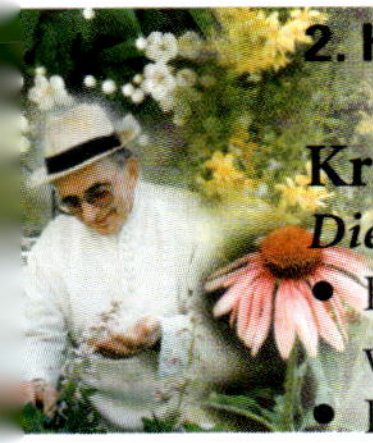

2. Kapitel

Kräuterheilkunde

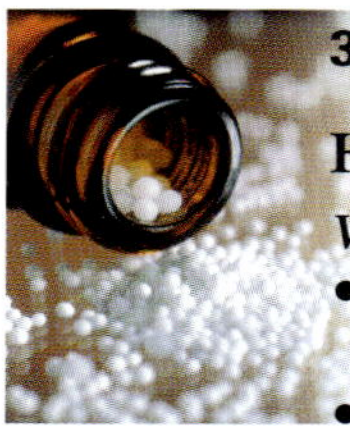

3. Kapitel

Homöopathie

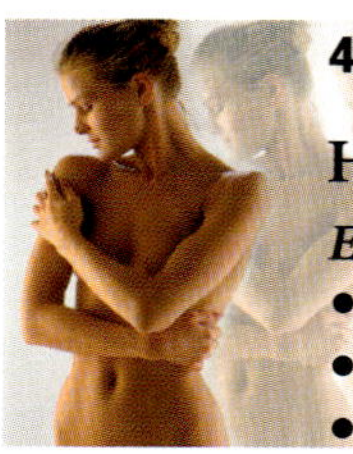

4. Kapitel

Heilfasten

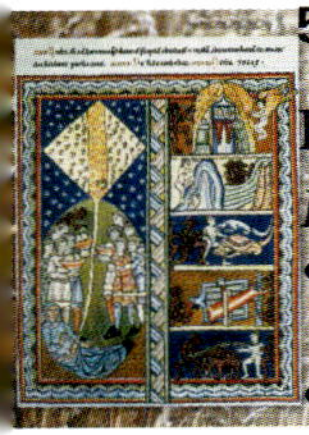

5. Kapitel

Hildegard-Medizin

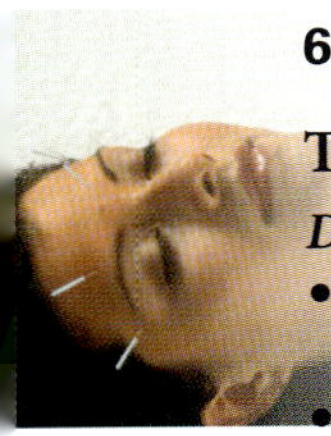

6. Kapitel

TCM - Traditionelle Chinesische Medizin

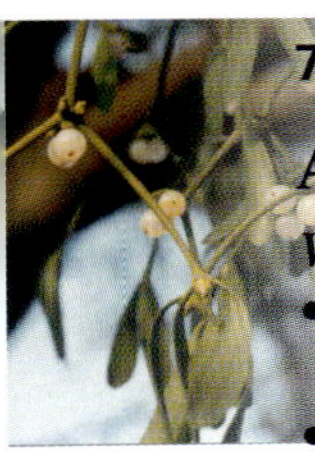

7. Kapitel

Anthroposophische Medizin

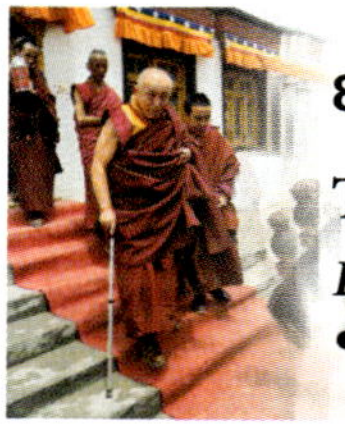

8. Kapitel

Tibetische Medizin

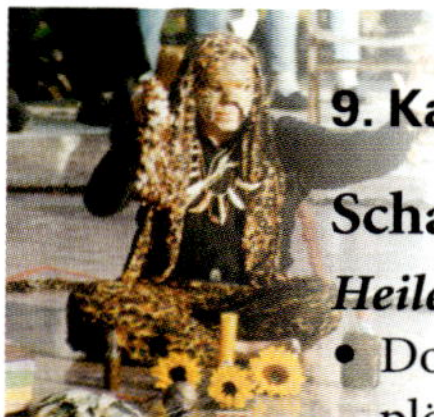

9. Kapitel

Schamanische Medizin

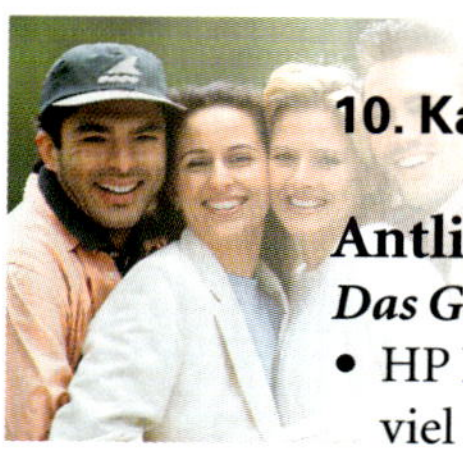

10. Kapitel

Antlitzdiagnostik

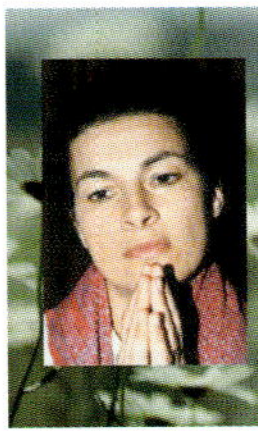

Heilwerden ist eine Frage der Stille und der Kommunikation

Von Jürgen Fliege

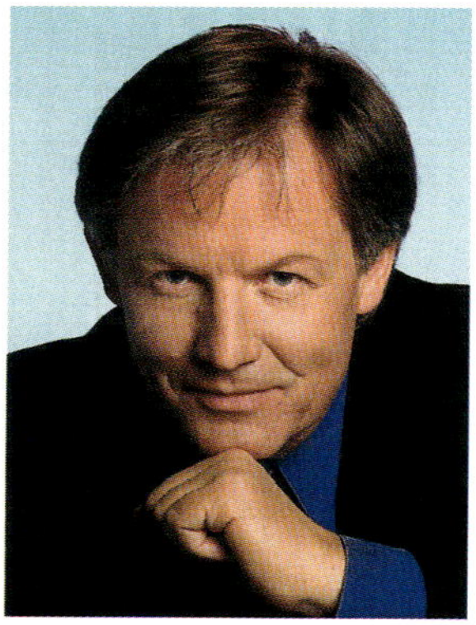

Jürgen Fliege, Pfarrer und TV-Moderator

Alles, was groß und komplex ist, scheint nicht dem menschlichen Maß zu entsprechen. Wir müssen nach anderen menschlichen Wegen suchen, unser Leben gemeinsam zu leben. Das schreibe ich Ihnen am Buß- und Bettag im November 2001 sozusagen in Ihr persönliches Medizin-Buch hinein. Vielleicht ist das kein Zufall. Nein, sicher nicht!

Buß- und Bettag – das war einer der Feiertage, den unsere Regierung dem Volk als Erstes genommen hat. Ein Tag, um über sich selbst und seinen Weg und den Weg seines Volkes nachzudenken. Man war sich damals auf Seiten der Regierung und eben auch auf Seiten des Volkes offenbar einig, dass ein Tag der Einkehr und der Stille nicht mehr recht in die moderne Zeit passen würde. Stille stört eben jede Form von Propaganda. Stille stört die Spaßgesellschaft. Aber Stille ist die Spielfläche, auf der wir dem Sinn des Lebens überhaupt erst begegnen können. Solche Stille schien fehl am Platz. Welch ein Irrtum! Ein Irrtum, der die Politik weltweit vielleicht erst jetzt erreicht.

Aber auch ein Irrtum, den wir auf anderen Gebieten des Lebens längst eingesehen haben und zu korrigieren versuchen. Besonders in der Medizin, in der Psychotherapie und der Seelsorge. Wir vertrauen schon seit langem nicht mehr dem himmelstürmenden Boom der Apparatemedizin! Wir misstrauen mehr und mehr den Heilsversprechungen der Milliardenforschungen. Wir setzen schon seit Jahrzehnten nicht mehr auf die chemische Pille, die alles heilt. Und von einer allein selig machenden Religion müssen wir uns in diesem Jahrhundert auch langsam verabschieden. Heilwerden scheint eine Frage der Kommunikation zu sein. Mehr nicht! Aber auch nicht weniger. Die Mediziner, Therapeuten und Pfarrer mussten von ihren oft austherapierten Patienten erst lernen, sich mit leeren Händen gegenüber zu stehen und doch nicht wegzulaufen. Wir mussten erst voneinander lernen, die Stille, das Kranksein auch als ein positives Signal des Lebens zu deuten, das uns verändern will. Erst die Stille, die mit jeder Krankheit kommt, zeigt die anderen Wege. Sie ist die Grundlage der neuen Wege. Die älteste, die wir kennen. Stille aber kann man nicht herstellen. Stille kommt von außen. Stille ist immer ein Geschenk.

Wie Unrecht Regierung und Volk – beide – vor Jahren mit ihrem Fortschrittswahn hatten und immer noch haben, zeigte sich in diesen dramatischen Monaten an der weltweiten Reaktion auf die Anschläge in New York. Wir können zwar unsere technischen Erfolge wie Wohn-Etagen zu Hunderten aufeinander in den Himmel stapeln. Wir können sie aber nicht genügend absichern. Die Türme unseres Fortschritts müssen daher ein menschliches Maß behalten. Sonst stürzen sie ein und begraben uns unter ihrem Schutt. Warum reflektiert das die Politik nicht? Vielleicht weil sie aus Männern besteht, die sich mit dem Einfachen und der Umkehr schwerer tun als mit der Aussicht auf einen Infarkt weiterzumachen? Was muss passieren, damit wir nicht nur in der Medizin umkehren, sondern in allen Bereichen des Lebens? Es muss wohl erst zum Infarkt kommen! Wer nicht hören will, muss offenbar erst fühlen.

„Es war eine Attacke auf das Herz Amerikas", stand in den Zeitungen. Wenn man das einmal wörtlich nimmt, war es also tatsächlich ein Herzinfarkt, der doch bei aller Forschung nach den konkreten Ursachen immer auch eine uralte Botschaft mit sich führt: „Ändere dein Leben! Nutze die Stille deines Zusammenbruchs für einen neuen Aufbruch. Nutze diese Energie, um selber ein anderer zu werden. Es ist nicht zu spät. Denn du lebst. Aber es ist hohe Zeit!" Den Infarkt als Botschaft muss die Politik erst noch entdecken.

Alles das sind Einsichten, die wir aus der Medizin nun ins Politische tragen müssen. Einsichten, die im Grunde uralt sind. Sie sind das erste Wissen, das wir überhaupt auf dieser Erde gesammelt haben. Es ist das Wissen aus den mythologischen Traumzeiten unserer Vorfahren. Die wussten noch, warum Türme wie der von Babylon einstürzen müssen. Aber sie wussten offenbar noch mehr. Sie wussten, dass der Einsturz, der Infarkt des Organismus, etwas mit Sprachlosigkeit und Kommunikationslosigkeit zu tun hat. Denn die alte biblische Turmerfahrung ließ alle Menschen in einer anderen Sprache redend zurück. Die Türme dieser Welt stürzen offenbar deshalb ein, weil wir uns beim Bau als Menschen mehr und mehr voneinander entfernt haben. Weil wir nur noch auf den eigenen Vorteil achten.

Es war dieses alte Wissen, was uns seit Jahren ermutigt hat, mitten im Getöse der Werbetrommeln, in der Medizin, in der Therapie und in der Seelsorge nach anderen Wegen zu suchen. An Hunderten von TV-Sendungen haben wir gearbeitet, in denen eine ganz andere Medizin wenigstens den Saum ihres Rockes zeigen sollte. „Sanfte Medizin" haben wir sie genannt. Man könnte auch sagen: Die Medizin der Kommunikation, die Medizin der Töne, die die Musik machen, die Medizin der Schwingung, der Zuwendung.

Aber so verschieden die Ansätze der Heilerinnen und der Heiler, der Patienten und der Ärzte in meinen Sendungen auch waren, sie hatten – wenn sie erfolgreich waren – immer auch die Grundeinsichten Jesu von Nazareth. Der lehrte, dass man jede Krankheit durch Beten und Fasten in sein Leben integrieren kann. Das sind, bei aller Ausformung, die Grundlagen der Heilkunst geblieben. Fasten als die notwendige Reinigung des Körpers von allem Gift, das sich im Lauf der Jahre angesammelt hat und raus muss. Und natürlich Beten! Beten als Hilfeschrei.

Beten bedeutet in all den Sendungen aber nicht, dem Vater im Himmel, dem Schöpfer des Universums mit ein paar devoten Verbesserungsvorschlägen für seinen Ratschluss zu kommen, sondern es eher den Pflanzen gleich zu tun. Wie eine Pflanze alle Sinne auf Empfang zu stellen, um zu begreifen, was denn das unendliche Leben einem kleinen Menschen mitzuteilen hat. Krankheit war immer eine Botschaft. Und der Körper der letzte sichtbare Engel, der sie überbringt.

Hier haben wir nun die Geschichten der Patienten und Therapeuten zusammengestellt, die mich in den letzten sieben Jahren am meisten bewegt haben. Ich denke, Sie sollten sie lesen und kennen lernen wie die Menschen im Wartezimmer eines Arztes, die ihre Lebenserfahrung austauschen und auf diese Weise viel über das Leben lernen.

P.S.: Weit über hundert Medizinsendungen kann kein Fliege allein bewältigen. Und so danke ich meinem Redaktionskollegen Walter Ohler für die Mühe, die er sich in all den Jahren gemacht hat, mich immer wieder für die Menschen zu interessieren, die oft im Verborgenen und in der Stille ihres Wissens lebten. Und dem BIO Verlag danke ich, dass dieses Wissen nicht einfach untergeht wie ein Fernsehbild, das eben verlischt.

Talk bei Fliege – Lebensberatung für Millionen

Von Walter Ohler

Wäre der alleinige Maßstab für eine Bilanz der Fliege-Sendung nach fast acht Jahren das Dokumentieren von Zahlen, dann müssten auch die Kritiker dieser Sendung bescheidener werden. Mehr als 1000 Sendungen, mehr als 6000 Gäste, zwischen 1 und 2 Millionen Zuschauer pro Ausstrahlung – Fliege ist zum TV-Dauerbrenner geworden. Wer aber in die Mikrostrukturen dieser Sendung eintaucht, wer die genauere Analyse bevorzugt, die das Geheimnis des Fliege-Erfolges lüftet, der dürfte erkennen, dass Talk bei Fliege mehr als pure Unterhaltung ist. Fliege-Zuschauer genießen nicht nur leichte Kost am Bildschirm, sie schätzen das Repertoire von lebensbegleitenden und -beratenden Themen. Und wer nach den Sendungen zum Telefon greift, der erhält nicht selten konkrete Lebenshilfe. Auch dies ist eine Bilanz, die sich mit Zahlen allein nicht ausreichend dokumentieren lässt. Nicht die Anzahl der Dankesbriefe ist auffallend, viel wichtiger sind die Worte von Menschen, die, indem sie von ihrem neuen Lebensgefühl erzählen, anderen Menschen Mut machen möchten.

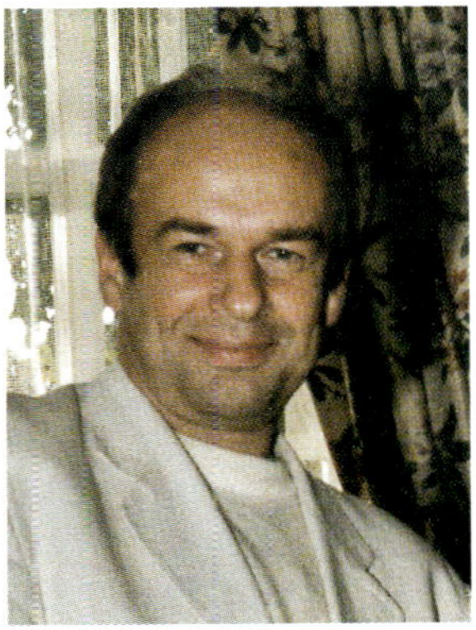

Walter Ohler, Fliege-Redakteur seit 1994 und Medizin-Journalist

Seit dem 28. Februar 1994 gibt es die Sendung im Ersten und von Beginn an spielten Themen rund um die Gesundheit eine Rolle. Allerdings dauerte es einige Monate, bis durchgespielte Konzepte mit Leben gefüllt werden konnten. Doch schon die ersten Gehversuche machten deutlich, dass Gesundheitsthemen bei Fliege eine Eigendynamik erfahren sollten, die sich an den eher unkonventionellen Wegen orientierten. Es war der Beginn einer Entdeckungsreise in die Welt der „anderen Medizin". Eine Suche nach neuen Wegen, die hierzulande weitgehend unbekannt waren. Nach den einfachen, natürlichen Wegen, die uns auch in die Kräutergärten unserer Nachbarn führten.

Es wurde eine spannende Reise in die Schatzkammern der so genannten Alternativen Medizin. Und sie tangierte die Fehde zwischen Schul- und Alternativmedizin, die seit Jahrzehnten gepflegt wird und auch heute noch mit Vehemenz fortgesetzt wird. Doch die Patienten haben sich schon längst für die anderen Wege in der Medizin geöffnet. Und sie sind selbstbewusster geworden. Ärzte, vor ein paar Jahren noch unangefochtene Autoritäten, müssen sich immer häufiger fragen lassen, ob ihre Therapie auch die richtige ist. Patienten wollen mittlerweile wissen, ob eine empfohlene Operation tatsächlich die einzige Möglichkeit ist. Ob der Nutzen des verschriebenen Medikaments die Nebenwirkungen rechtfertigt. Und ob es nicht vielleicht eine schonendere Methode gibt, Beschwerden zu kurieren.

Dabei geht es ihnen nicht darum, der modernen Medizin, der High-Tech-Medizin ganz abzuschwören. Die Schulmedizin wird zu Recht ihren festen Platz im Gesundheitssystem behalten, darin sind sich die meisten Patienten einig. Und doch plädieren sie für integrierende Konzepte, die alternative Heilverfahren nicht ausschließen. Ganz im Sinne von Fliege-Gast Dr. Malte Bühring, Professor auf dem einzigen Lehrstuhl für Naturheilkunde in Deutschland:

„Die veränderte Perspektive, der Blick auf den ganzen Körper und auf die Seele, hat uns schon oft geholfen, herauszufinden, was einem Menschen wirklich fehlt. Wir können durch die Vielfalt wirksamer Therapien, die uns heute zur Verfügung stehen, nur gewinnen."

Vielfalt, das könnte auch für die Reihe „Sanfte Medizin" bei Fliege stehen. Fliege-Zuschauer erhielten beispielsweise Einblicke in die Traditionelle Chinesische und Tibetische Medizin oder erfuhren, dass die über 5000 Jahre alte Medizin des Ayurveda auch hierzulande praktiziert wird. Und sie lernten, dass dies beileibe keine Außenseitermethoden sind, obwohl die Schulmedizin sie eher kritisch betrachtet. Unverständlich, denn chinesische Heilkräuter-Therapien, die Akupunktur oder Moxatherapie und selbst Bewegungs- und Atemtherapien wie Tai Chi oder Qi Gong können bei der Behandlung schwerer Krankheiten sehr hilfreich sein.

Sanfte Medizin bei Fliege beschäftigte und beschäftigt sich aber nicht nur mit „exotischen" Themen . Ein anschauliches Beispiel für ein Medizinverständnis, das sich immer noch den Spott vieler Schulmediziner gefallen lassen muss, ist die Homöopathie. „Einen Tropfen in den Bodensee und kräftig umrühren, das Ergebnis wird dann in Flaschen gefüllt und Patienten verabreicht." – Dies ist ein beliebter Witz der bissigsten Homöopathiekritiker, die nicht einsehen wollen, dass auch wenig durchaus viel bewirken kann. Fliege-Zuschauer erfuhren: Wer mit Homöopathie gesund werden will, muss radikal umdenken. Denn, was für die Schulmedizin gilt – wer Krankheitserregern den Garaus machen will, verabreicht ein Gegenmittel – stimmt nicht für die Homöopathie. Ob krank machende oder heilende Wirkung, so fand Samuel Hahnemann – der Begründer der Homöopathie – hängt vor allem davon ab, in welcher Verdünnung man das ähnliche, eigentlich Krankheit erzeugende Mittel schluckt. Im Laufe seines Lebens untersuchte er zahlreiche Pflanzen und Salze und machte unzählige Versuche an gesunden Menschen. So entstanden die typischen Arzneimittelbilder und die heute gängigen Verdünnungen.

Zurück zur Fliege-Sendung. Homöopathie verständlich machen, das könnte hier gelungen sein. Renommierte Ärzte und Mediziner wie Dr. Gawlik oder Professor Köster waren bei Fliege zu Gast, um dieses Verständnis zu fördern. Und die Fliege-Zuschauer nahmen das Angebot dankend an.

Sanfte Medizin, das sind aber oft auch gerade die einfachen, natürlichen Mittel. Spezielle Kräuter, ein Tee, Einreibungen, Wickel und Inhalationen. Beschwerden lassen sich häufig mit einfachen Methoden lindern. Doch viele Menschen kennen die Rezepte aus der guten alten Hausapotheke nicht mehr. Eine Domäne von Eva Aschenbrenner, der gefragten Kräuterfrau aus Kochel. Mehr als 10 Auftritte hat sie absolviert. Und mehr als zwei Millionen Fernsehzuschauer sind jeweils dabei, wenn die „Aschenbrennerin" ihre Schatztruhe öffnet.

Sanfte Medizin bei Fliege – eine wichtige Reihe im Fernsehen? Gefragt sind die Zuschauer. Und ihr Votum ist eindeutig. Das allein berechtigt, die Reihe fortzusetzen. Was bislang fehlte, war ein Buch zur Sendung als Nachschlagewerk. Mit Protokollen aus den Sendungen und einem umfangreichen Service-Teil. Ein Buch, nicht nur für unsere treuen Zuschauer. Hier liegt es nun vor. Möge es Ihnen, liebe Leserin, lieber Leser, hilfreich sein!

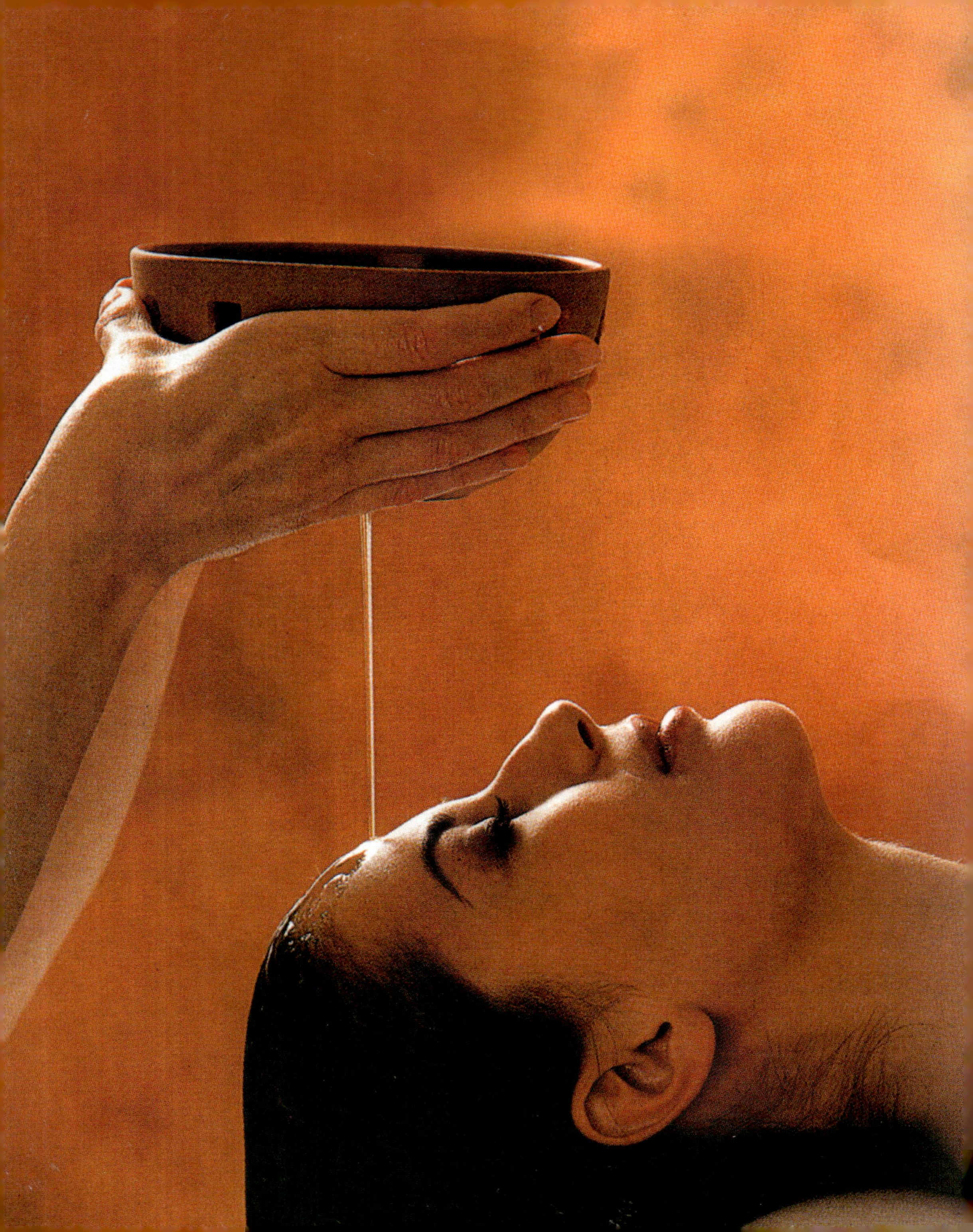

1. KAPITEL

Ayurveda

Die Lehre vom gesunden Leben

Ayurveda – das uralte Medizinsystem Indiens – findet zunehmend auch im Westen die Anerkennung und den Zuspruch, den es verdient. Die richtige Ernährung, Reinigungstherapie, heilsame Ölmassagen, spezielle Kräutertees – aber auch Meditation und Yoga sind wichtige Punkte des Behandlungsprogramms. Ayurveda bringt unsere Energie ins Gleichgewicht. Körper, Geist und Seele können wieder zum Einklang finden und auch schwer wiegende gesundheitliche Probleme endlich abklingen

In diesem Kapitel: • Dr. med. Hans Schäffler: Individuelle Behandlung mit natürlichen Heilverfahren, Yoga und Meditation • Ayurveda als Fitmacher • Burnout und Bluthochdruck – die Rettung brachte Ayurveda • Wie die Blasenoperation überflüssig wurde • Auch einem hoffnungslosen Krebskranken half die Ayurveda-Therapie • Endlich die Wende bei Migräne

Experte Dr. Hans Schäffler, Arzt:

Individuelle Behandlung mit natürlichen Heilverfahren, Yoga und Meditation

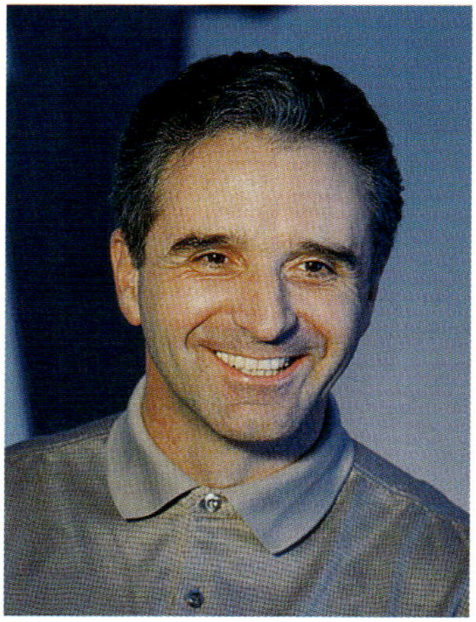

Dr. Schäffler ist allgemeinmedizinisch ausgebildet. Mitte der 80er Jahre machte er sich mit dem ayurvedischen Medizinsystem vertraut. Seitdem ist er dem Ayurveda treu geblieben. Er baute das erste ayurvedische Gesundheitszentrum in Deutschland auf, führte Ärztekurse und Symposien durch und ging 1993 nach Österreich, um ein weiteres Gesundheitszentrum zu gründen. Dr. Schäffler ist 1. Vorsitzender der Deutschen Gesellschaft für Ayurveda, einer Fachgesellschaft für ayurvedisch ausgebildete Ärzte. Er lebt mit seiner Familie in Irding, Österreich.

Ist Ayurveda in der Lage, auch schwere Krankheiten zu heilen?

Dr. Schäffler: „Mit akuten Krankheiten kann der erfahrene Ayurveda-Arzt in Indien durchaus umgehen, wobei die Therapie jedoch länger dauert als mit den symptomatisch wirkenden Mitteln der Schulmedizin.

Bei chronischen Krankheiten hat Ayurveda heute die größten Erfolge. Beispielsweise bei chronisch entzündlichen Erkrankungen des Bewegungsapparates, wie Polyarthritis und Morbus Bechterew. Auch bei degenerativen Erkrankungen des Nervensystems wie MS oder Parkinson. Bei vielen Magen-Darmerkrankungen hat sich Ayurveda ebenfalls sehr bewährt. Bei Herz-Kreislauferkrankungen

sowie chronischen Krankheiten, da zeigt sich die Erfahrung und das Wissen dieses ältesten Medizinsystems der Welt ganz besonders."

Was sind die wichtigsten Bausteine des Ayurveda ?

Dr. Schäffler: „Da sind zunächst die drei Doshas, das sind die grundlegenden Kräfte der Natur, die auch im Menschen wirken. Sie erklären, wie Gesundheit funktioniert, beschreiben Krankheiten, sind verantwortlich für die Konstitution und erklären die Wechselwirkung zwischen der Umwelt und dem Menschen. Dann gehören Agni und Ama dazu. Agni beschreibt die Stärke der Verdauung und des Stoffwechsels. Ist das Agni schwach, entstehen Schlacken. Die Stärkung von Agni und die Ausscheidung von Schlacken ist ein wichtiges Anliegen von Ayurveda. Dazu verhelfen Wasser und Gewürze.

Zu den Bausteinen des Ayurveda gehören auch die Dhatus, d.h. die Körpergewebe, die über den Stoffwechsel aus der Nahrung gebildet werden. Gute Ernährung und ein gutes Agni führen zu guten Körpergeweben. Und schließlich gibt es noch die Srotas, die sind für die Kommunikation von Substanzen, Energien oder Informationen verantwortlich. Pancha Karma, die ayurvedische Reinigungskur, säubert die Srotas."

Wie diagnostiziert der ayurvedische Arzt?

Dr. Schäffler: „Es werden die fünf Sinne eingesetzt: Hören, Fühlen, Sehen, Riechen, Schmecken. Wichtig ist auch die Untersuchung von Ausscheidungen. Aus den Befunden wird die Schlussfolgerung gezogen. Eine Besonderheit ist die Pulsdiagnose. Der Puls ist ohne Hilfsmittel gut zugänglich und reagiert schnell auf Änderungen. Man kann Doshas tasten. Mit viel Erfahrung können auf diese Weise detaillierte Diagnosen gestellt werden."

Wie therapiert man mit Ayurveda?

Dr. Schäffler: „Ayurveda will das ausbauen, was an Gesundheit vorhanden ist. Bestehende Blockaden werden gezielt aufgelöst. Zu den Therapiemöglichkeiten gehören die Ernährung, Pancha Karma, ayurvedische Reinigungs- und Verjüngungsbehandlungen, Bewegung mit Yoga und Kräuterpräparate. Auch Aromatherapie und Musiktherapie werden oft eingesetzt. Das ist aber nur eine kleine Auswahl der vorhandenen Möglichkeiten."

Ayurveda - auch ein Gesundbrunnen gegen vorzeitiges Altern?

Dr. Schäffler: „Ein langes und gesundes Leben ist ein klar definiertes Ziel des Ayurveda. Durch die Reinigung mit Pancha Karma wird der erste Schritt vollzogen. Dann gibt es spezielle Präparate, die dem Altern vorbeugen. Gut untersucht ist zum Beispiel das Amrit Kalash. Es ist ein ausgezeichneter Radikalenfänger, schützt die Gefäßwände, macht das Blut flüssiger. Und natürlich spielt die richtige Ernährung eine Rolle, Meditationen und so weiter."

Wo sind die Grenzen des Ayurveda?

Dr. Schäffler: „Rein medizinisch wird man heute akute Erkrankungen eher der Schulmedizin überlassen. Beim Krebs ist eine enge Kooperation mit der Schulmedizin nötig."

Ayurveda als Fitmacher

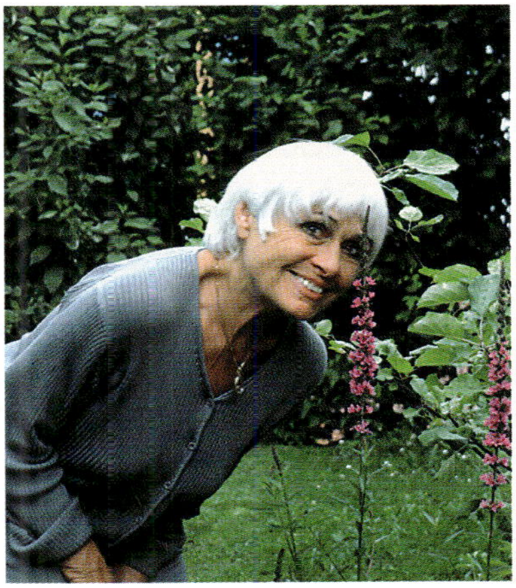

Barbara Rütting in ihrem Garten

Barbara Rütting – wer kennt sie nicht? Ihren ersten großen Erfolg als Schauspielerin hatte sie bereits 1951 mit „Die Spur führt nach Berlin". 1952 erhielt sie den Bundesfilmpreis. Die Rütting – ein deutscher Filmstar. Sympathisch, erfolgreich – eine Schauspielerin mit Millionenpublikum. Heute hat Barbara Rütting mit dem Filmgeschäft wenig zu tun, heute ist sie Gesundheitsberaterin und Autorin vieler Kochbücher für gesunde Ernährung. Sie hat ihr Leben grundlegend geändert. Warum?

Ayurveda kann nicht nur heilen, sondern beugt vor allem vor.

Frau Rütting bevorzugt mittlerweile eine ganzheitliche Lebensweise, ganz öko, aber nicht nur vom Kopf geleitet. Sie engagiert sich für unsere Umwelt, will nichts unversucht lassen. Frau Rüttings Engagement, das tägliche Kämpfen für ihr Anliegen hat auch ihre Gesundheit in Mitleidenschaft gezogen. Sie fühlte sich psychisch und körperlich nicht mehr auf der Höhe, litt unter Herzrhythmusstörungen.

Über die tägliche Meditation, über viele Reisen nach Indien ist sie dann auf die ayurvedische Medizin gestoßen. Mittlerweile hat sie drei Ayurveda-Kuren absolviert. „Mein körperliches und seelisches Gleichgewicht ist wieder hergestellt, nach den Kuren fühlte ich mich topfit."

Barbara Rütting ist davon überzeugt, dass mit der ayurvedischen Medizin die Gesundheit besonders gefördert wird: „Ayurveda kann nicht nur heilen, sondern beugt vor allem vor. Aber es bedarf einer strengen Disziplin, man muss sich an verschiedene Dinge halten. Der Ernährungsplan sollte strikt eingehalten werden. Meditation, Massagen, Yoga – all dies gehört dazu. Tablettenschlucken ist sicherlich einfacher – doch langfristig ist damit Gesundheit nicht erreichbar."

Frau Rütting setzt sich vehement dafür ein, dass die Kosten für ayurvedische Medizin von den Krankenkassen übernommen werden. „Früher war Kneipp verboten, heute wird seine Medizin gefördert. Mit den Präventivwirkungen der ayurvedischen und sicherlich auch der Chinesischen Medizin lassen sich doch die Gesundheitskosten deutlich senken, damit werden Krankheiten verhindert – doch das scheint die Krankenkassen, die Schulmediziner nicht zu interessieren."

Frau Rütting wird sich weiter für die aus ihrer Sicht richtigen Wege, die zur Gesundheit führen, einsetzen.

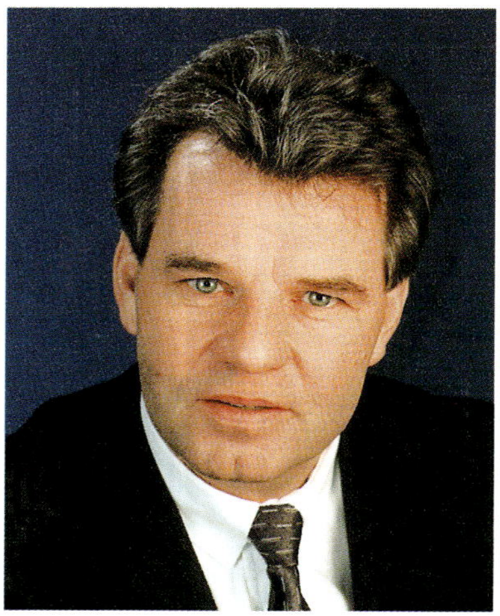

Dieter Kindermann war beruflich Tag und Nacht im Einsatz – ein verhängnisvolles Leistungsbewusstsein

Burnout und Bluthochdruck – die Rettung brachte Ayurveda

Dieter Kindermann ist Gründer und Leiter der Schaumburger Unternehmensgruppe Kindermann & Partner. Innerhalb von 15 Jahren hat er das Unternehmen bundesweit zur Nummer 10 unter den Finanzdienstleistern gemacht. Es bietet Beratungen rund um das Thema Finanzen und Versicherungen an. Mit sieben Tochtergesellschaften beschäftigt es mehr als 150 Mitarbeiter und setzt im Jahr eine Milliarde Mark um. Hauptsitz ist Schloss Arensburg im Herzen Schaumburgs. Vom Wirtschaftsmagazin „CASH" wurde Dieter Kindermann 1996 zum „Unternehmer des Jahres" gewählt. Er ist ein Selfmademan, der sich vom Werbeinspektor zum Firmengründer hochgearbeitet hat.

Dieter Kindermann hat zwei erwachsene Töchter, die in der Firma arbeiten, und mit seiner zweiten Ehefrau eine vierjährige Tochter. Er ist Gastdozent an der Universität Breslau, Kunstmäzen für heimische Künstler, Sonderbeauftragter der Johanniter und organisiert auf Schloss Arensburg regelmäßig Benefizveranstaltungen. Nebenbei produziert er den Schlagersänger Manfred Mann.

„Mein Motto war immer: lebe schnell, begeistert – und lang", sagt er. „Für meine Ideen habe ich Tag und Nacht gearbeitet." Kindermann bezeichnet sich selbst als „Leistungshammer", 16 bis 18 Stunden Arbeit am Tag sind normal. „Ich war fit und Kosmopolit. In einer Woche Südamerika und zurück – kein Problem für mich. Ich liebte Stress."

Mein Kopf war wach, aber mein Körper wollte nicht mehr.

Doch eines Tages kam der Bruch. „Es ging schleichend los. Erst kam ich die Treppen kaum mehr hoch, hatte Atemprobleme. Ich hab's einfach ignoriert. Ich bin ein Kopfmensch." Dann stirbt sein Vater. Dieter Kindermann wird aus seiner Umlaufbahn katapultiert. Seine Nächte beginnen schlaflos zu werden, er geht um 3 Uhr morgens ins Büro, um Faxe zu versenden. „Normalerweise bin ich voll da, wenn ich aufwache. Dann beginnt mein Landeanflug aufs Leben. Aber plötzlich war vieles anders: Mein Kopf war wach, aber mein Körper wollte nicht mehr." Vor seiner Familie hält er seinen Zustand geheim. Er selbst ignoriert die Warnhinweise seines Körpers auf eine mögliche Erschöpfung.

Bei einem Kurzurlaub auf Gran Canaria fließt plötzlich Blut aus seiner Harnröhre. „Das war ein richtiger Schock." Er kann seinen Zustand vor der Familie nicht mehr geheim halten. Dass dies ein Zeichen für seinen extrem hohen Blutdruck ist – eine Folge von Erschöpfung und Schlafstörungen – wird er erst später erfahren.

Zunächst diagnostiziert der Arzt Hodenkrebs. „Meine Familie war am Ende. Ich bin ein ganz guter Krisenmanager. Ich war nur traurig und wollte vor meinem Abgang noch alles aufräumen." Kindermann arbeitet unter Schmerzen weiter. Eine Woche darauf erfährt er die richtige Diagnose: Bluthochdruck 255 zu 155. Er steht kurz vor einem Gehirninfarkt und wird in die Medizinische Hochschule Hannover eingewiesen. Dort

erhält er starke Medikamente. „Eine halbe Stunde später konnte ich mich nur noch mit Krücken vorwärts bewegen."

Dieter Kindermann will nicht wahrhaben, dass sein Akku leer ist. „Ich war immer auf Leistung programmiert und jetzt fiel es mir schwer, sie zu halten." Sein Wesen beginnt sich zu verändern. „Wenn irgendwas nicht planmäßig funktioniert hat, bin ich hochgegangen. Ich wurde intolerant und unausstehlich. Irgendwann haben mir die Kinder das auch gesagt. Das war eine grausame Zeit. Ich spürte, dass ich anders war, spürte, dass ich richtig krank war".

Ich hab' vom ersten Tag an gemerkt: Ich bekomme mehr Energie.

Er entwickelt Angst vor Leistungsanforderungen, vor neuen Terminen und Telefongesprächen. „Ich wusste zwar, dass ich alles hinkriege, aber ich konnte mich nicht mehr abgrenzen. Ich nahm meine Arbeit mit ins Bett und wälzte mich schlaflos herum. Mir graute vor dem nächsten Tag, es war ein Teufelskreis." Nur auf dem familieneigenen Bauernhof kann er ausspannen. „Kaum hatte ich einen Fuß auf meine Erde gesetzt, war ich ruhig. Aber am Sonnabend ging es schon wieder los. Da konnte ich nur an die Arbeit denken." Dann steigt der Blutdruck, er bekommt extreme Kopfschmerzen. Dieter Kindermann will „aussteigen".

Sein Freund Dieter Thomas Heck schließlich empfiehlt ihm eine ayurvedische Kur. „Ich war zu allem bereit. Mit Ayurveda hatte ich mich vorher nie beschäftigt. Am besten hat mir gefallen, dass es so schnell gehen sollte."

Im ayurvedischen Gesundheitszentrum Bad Ems stellt man bei ihm ein akutes Erschöpfungssyndrom fest. Zehn Tage bleibt er in Kur.

„Ich hab' vom ersten Tag an gemerkt, ich bekomme mehr Energie." Er stellt einen Umkehrmechanismus fest, den er sehr genießt. „Ich kann es mir eigentlich nicht erlauben, schwach zu sein, ich bin immer für meine Leute da – der Macher. Aber hier durfte ich schwach sein, hier wurde ich bedient – und das in aller Ruhe! Hier hatte ich endlich Zeit für mich." Sein persönliches Highlight: Synchron-Massagen mit acht Händen. „Nur schade, dass es Männer waren."

Dieter Kindermann verlässt die Klinik nach diesen zehn Tagen „fit wie ein junger Gott". Heute isst er nur noch gelegentlich ayurvedisch. Aber er trinkt immer noch ayurvedischen Tee und heißes Wasser. „Das tut mir gut." Auch sein Kopfschmerz ist fast völlig verschwunden.

Die Konsequenzen, die er aus allem gezogen hat: „Ich lebe jetzt bewusster – und arbeite nicht weniger. Aber ich genehmige mir regelmäßig meine Erholung, wenn der Kopf wieder spinnt – in der Ayurveda-Klinik."

Die Blasenoperation wurde überflüssig

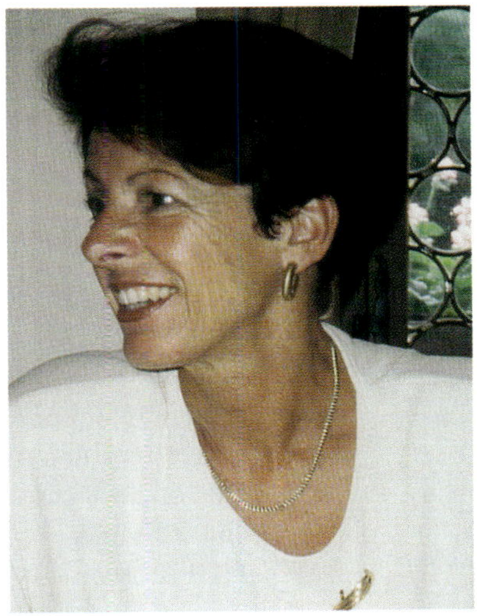

Nach einer Ayurveda-Kur in Sri Lanka war Gisela Hils die Schmerzen los

Vor einigen Jahren änderte sich das Leben von Gisela Hils schlagartig. Beim Harnlassen spürte sie fürchterliche Schmerzen. Gisela Hils litt an einer Blasenkrankheit, einer seltenen, wie sich herausstellte. Sie hatte eine Schrumpfblase. Offenbar gab es nur eine Lösung: Operation. Eine künstliche Blase sollte das Problem lösen. Doch mit Ayurveda hat sie einen anderen Weg gewählt. Die Operation wurde vermieden. Gisela Hils hat heute keine Schmerzen mehr.

Frau Hils ist verheiratet und Mutter von zwei Kindern. Sie lebt mit ihrer Familie in Sigmaringen.

Schmerzen in dieser Form kannte Gisela Hils nicht. „Vor acht Jahren begann es. Ich musste öfter zur Toilette und spürte starke Schmerzen beim Harnlassen. Ich hielt die Schmerzen nicht mehr aus. Zeitweise konnte ich nicht mehr gehen, nur Sitzen war möglich." Frau Hils suchte Urologen und

Gynäkologen auf. Doch kaum einer erkannte die Schwere der Krankheit. Lediglich Salben wurden ihr verschrieben, die ihr die Schmerzen nicht nahmen. Die Antibiotika, die sie einnehmen sollte, vertrug sie nicht. Erst eine homöopathische Behandlung brachte die Linderung der furchtbaren Beschwerden. „Aber letztlich kamen die Schmerzen in Schüben wieder. „Ich ließ dann vor drei Jahren eine Blasenspiegelung machen, wurde stationär behandelt. Dann kam die Gewissheit. Ich hatte eine seltene Blasenerkrankung. Die Schleimhäute in der Blase waren fast weg, so dass ich eine Schrumpfblase bekam. Der einzige Ausweg sollte eine künstliche Blase sein."

Ich war sehr interessiert, mehr über Ayurveda zu erfahren.

Gisela Hils hatte sich schon immer für andere Wege der Medizin interessiert. Ein Tipp von einer Freundin, sich über Ayurveda zu informieren und eine Anzeige in der Zeitschrift Brigitte brachten Gisela Hils zur indischen Medizin. „Ich war sehr interessiert, mehr über Ayurveda zu erfahren. Eine Ayurveda-Kur im fernen Asien, in Sri Lanka, warum sollte ich es nicht wagen?" Also buchte sie eine Reise nach Sri Lanka.

Zum ersten Mal in ihrem Leben reiste sie alleine. „Ich ließ mich auf ein Abenteuer ein – allein, ohne Ehemann, mit meinen dürftigen Englischkenntnissen in einer fremden Kultur. Aber meine Krankheit verlangte nach einer Lösung."

Gisela Hils hat die Reise nicht bereut, auch wenn sie zunächst unter den ayurvedischen Behandlungen leiden musste. „Die ersten Tage waren ganz schrecklich. Ich bekam Kopfschmerzen, die ich in der Form nicht kannte. Ich spürte, dass irgendetwas in meinem Körper anfing zu arbeiten. Es gab Tage, da fühlte man sich fix und fertig. Nicht nur einmal flossen die Tränen. Aber ich habe durchgehalten.

Geholfen haben sicherlich auch die intensiven Ölmassagen. Die Ruhephasen, die Meditationen, die Yogaübungen. Aber erst in der dritten Woche spürte ich, dass der Körper allmählich positiv reagierte. Der ganze Müll in meinem Inneren musste verarbeitet werden.

Als die Kur beendet war, fühlte ich mich erst einmal matt, erschöpft. Doch dann ging es immer besser. Ich hatte wieder Lust am Leben. Es ging mir gut, so gut wie schon lange nicht mehr. Und das Tollste: Die Schmerzen waren wie weggeblasen."

Gisela Hils denkt seitdem nicht mehr an eine Operation. Die brauchte sie auch nicht mehr. „Toi, toi, toi. Bis heute hat sich an meinem Zustand nichts geändert. Ich bin unendlich dankbar."

Auch einem hoffungslosen Krebspatienten half die Ayurveda-Therapie

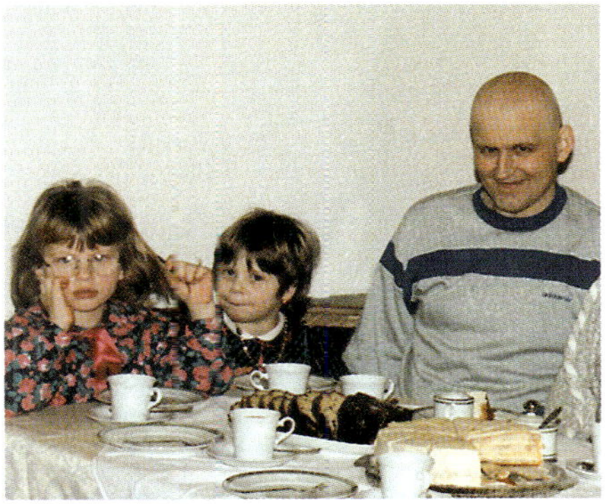

Josef Pritschet mit seinen beiden Töchtern Gertraud und Christa 1987

Gerade mal 27 Jahre alt war Josef Pritschet, als ihn das schwere Schicksal traf. Bis dahin hatte er kaum Ärzte konsultiert, bezeichnete sich als kerngesund. Von heute auf morgen (Dezember 1987) wurde er krank, sterbenskrank: Sein Körper verfärbte sich intensiv gelb. Die Diagnose seines Arztes: Tumor im Bereich der Bauchspeicheldrüse. Ein faustgroßes Gebilde drückte den Gallengang ab, Gelbsucht.

Für Josef Pritschet brachen qualvolle Zeiten an. „Meine Ärzte machten mir kaum Hoffnung, sprachen von einer viermonatigen Lebenserwartung, dann sollte alles aus sein. Ich dachte, das gibt es doch nicht, das kann doch nicht alles gewesen sein!"

Josef Pritschet war verzweifelt: Was sollte aus seiner Familie werden, wenn er nicht mehr da war? Wer versorgt die beiden Kinder und seine Frau?

Er durchlebte dann die üblichen Behandlungswege der Schulmedizin: mit Bestrahlung und intensiven Chemotherapien rückte man dem Tumor zu Leibe. Die Geschwulst bildete sich auch zurück, doch die Qualen waren damit nicht ausgestanden.

Durch die starken Chemotherapien wurde sein Körper weiter in Mitleidenschaft gezogen. Josef erkrankte an Leukämie, festgestellt durch eine Knochenmarkszytologie. In den folgenden Monaten musste der Patient weitere Chemo-Keulen ertragen, die Dosis wurde stetig erhöht. Josef Pritschet: „Ich war körperlich und seelisch total am Ende. Ich wollte nicht mehr. Die Haare fielen mir büschelweise aus, ich wog nur noch 58 Kilo, vorher brachte ich gut 90 Kilo auf die Waage."

Die Therapiemöglichkeiten der Schulmedizin waren ausgeschöpft, der Patient ohne Hoffnung. Über eine Bekannte erfuhr Josef Pritschet schließlich von den Heilerfolgen eines Dr. Ellmann. Diesen suchte er dann auch auf. Von Dr. Ellmann wusste er nicht viel, nur das eine: Seine Behandlungsmethoden sollten sich von den üblichen unterscheiden.

Ich war körperlich und seelisch total am Ende. Ich wollte nicht mehr.

Dr. Willi Ellmann ist Allgemeinmediziner und Ayurveda-Arzt mit Zusatzausbildung. Ein ganz und gar unkonventioneller Mediziner, der sowohl die schulmedizinische Methodik als auch die altindische ayurvedische Medizin beherrscht. Dr. Ellmann: „Als Herr Pritschet zu mir in die Praxis kam (Mai 1989), war sein Allgemeinzustand denkbar schlecht, wie das nach chemotherapeutischen Behandlungen üblich ist. Der Patient kam mit der Frage, ob ich ihm Medikamente verschreiben könnte, die seinen Allgemeinzustand bessern. Anhand pulsdiagnostischer Kriterien und entsprechend der ayurvedischen Medizin habe ich dem Patienten strenge Diät und vor allem ayurvedische Präparate verordnet."

Josef Pritschet hielt sich strikt an die Anweisungen des Mediziners, und es ging ihm zunehmend besser.

Dr. Ellmann: „Das Blutbild besserte sich laufend, die Thrombozyten stiegen – nach zwei Jahren erreichten sie einen Normalwert." Der Arzt hatte mit einer völligen Genesung des Patienten eigentlich nicht gerechnet.

„Doch ich war natürlich hoch erfreut, dass mit Hilfe der ayurvedischen Behandlung innerhalb einer so kurzen Zeit ein so erfreuliches Ergebnis erzielt wurde.

Ich meine allerdings auch, dass die Chemotherapie zur Behandlung dieser Krankheit nötig war und dass sowohl Chemotherapie als auch Ayurveda-Behandlung sich sinnvoll ergänzt haben."

Josef Pritschet ist heute geheilt: „Ich fühle mich fit, arbeite auch wieder und meine Familie hat wieder viel Spaß mit mir."

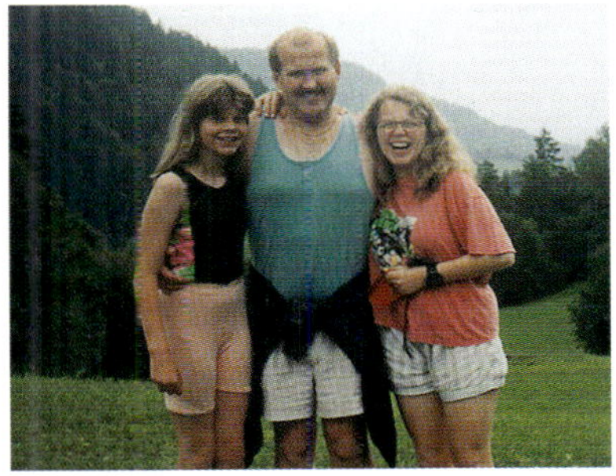

Josef Pritschet – völlig gesund – mit seinen beiden Töchtern Gertraud und Christa 1997

Nach zwanzig Jahren Migräne – Ayurveda brachte die Wende

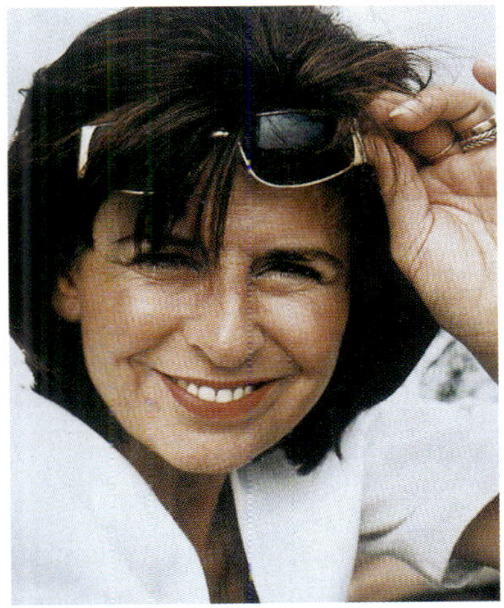

Heidi Wolters hat dank Yoga, Meditation und Ayurveda kaum noch Kopfschmerzen

1974 wurde Heidi Wolters Tochter geboren, bis dahin war die Westfälin eine gesunde Frau. Doch in den darauf folgenden Jahren wurde sie von schweren Schmerzattacken heimgesucht. Sie litt an Migräne. Eine mehr als zwanzigjährige Leidensgeschichte folgte, bis ein Ayurveda-Buch die Wende brachte.

Frau Wolters lebt mit ihrer Familie im ostwestfälischen Minden und betreibt dort einen Secondhand-Laden.

„Die Schmerzen kamen wie aus heiterem Himmel. Vorher kannte ich das nicht, Kopfschmerzen waren für mich nie ein Thema gewesen. Migräne erst recht nicht." Die Anfälle kamen in der Folge wöchentlich. Die konsultierten Ärzte fanden nur konventionelle Behandlungswege. 1978 wurde Frau Wolters in Kur geschickt. „Die hat mir schon geholfen. Eine Magnetfeldtherapie brachte zumindest für einige Zeit eine deutliche Schmerzlinderung." Aber die Attacken kamen wieder.

Eine mehr als zwanzigjährige Leidensgeschichte folgte, bis ein Ayurveda-Buch die Wende brachte.

„1989 hatte ich dann eine Unterleibsoperation, die Gebärmutter musste entfernt werden. Danach hatte ich für knapp zwei Jahre Ruhe. Bis die Migräne sich mit aller Macht zurückmeldete."

Auch Heidi Wolters Familie hatte unter der Krankheit der Mutter zu leiden. „Das war kein normales Leben mehr. Meine Tochter kannte mich fast ihr ganzes Leben nur in diesem Zustand. Sie hat alles hautnah miterlebt. Auch mein Mann musste viel ertragen."

Schließlich bekam sie von ihrer Tochter das Buch – ‚Ayurveda für jedermann' geschenkt. „Ich habe das Buch verschlungen. Mir wurde klar, dass dieser Weg der richtige für mich ist. Ich nahm Kontakt zu ayurvedischen Ärzten auf und entschloss mich spontan zu einer Ayurveda-Kur. Kurz vor Kurbeginn bekam ich wieder einen schweren Migräneanfall. Gerade zur rechten Zeit."

Heidi Wolters machte die ersten Erfahrungen mit dem Ayurveda.

Die Einführungstage waren für sie ungewohnt. „Für mich war alles fremd. Die Pulsdiagnose, die ayurvedischen Medikamente, das Butterfett zur Entschlackung. In den ersten drei Tagen, den so genannten Entschlackungstagen, habe ich viel gelitten. Der Körper wurde schwer, ich habe gemerkt, dass er so richtig in Wallung geriet."

Doch schon nach diesen Entschlackungstagen ging es bergauf. Abführtag, Ruhetag, Nahrungsumstellung auf ayurvedische Kost – Heidi Wolters genoss die restlichen Kurtage. „Ich war überrascht, wie gut ich die Kur vertragen habe. Und was viel wichtiger ist: Meine Migräne war danach fast weg. Die Lebensqualität ist deutlich gestiegen. Ich bin wieder Mensch."

Heidi Wolters hat nur gute Erfahrungen mit dem Ayurveda gemacht. Die Migräneattacken kommen immer seltener, „eigentlich nur dann, wenn ich in ein tiefes seelisches Loch falle. Dann spüre ich wieder einen Schub. Zuletzt war das, als mein Hund eingeschläfert wurde. Das hat mir wieder einen Anfall beschert."

Heidi Wolters lernt immer weiter vom Ayurveda: Yoga und Meditationen gehören heute zu ihrem Tagesprogramm. Und wenn sie wieder eine intensive Auffrischung nötig hat, dann „investiere ich in meine Gesundheit und melde mich zu einer Kur an."

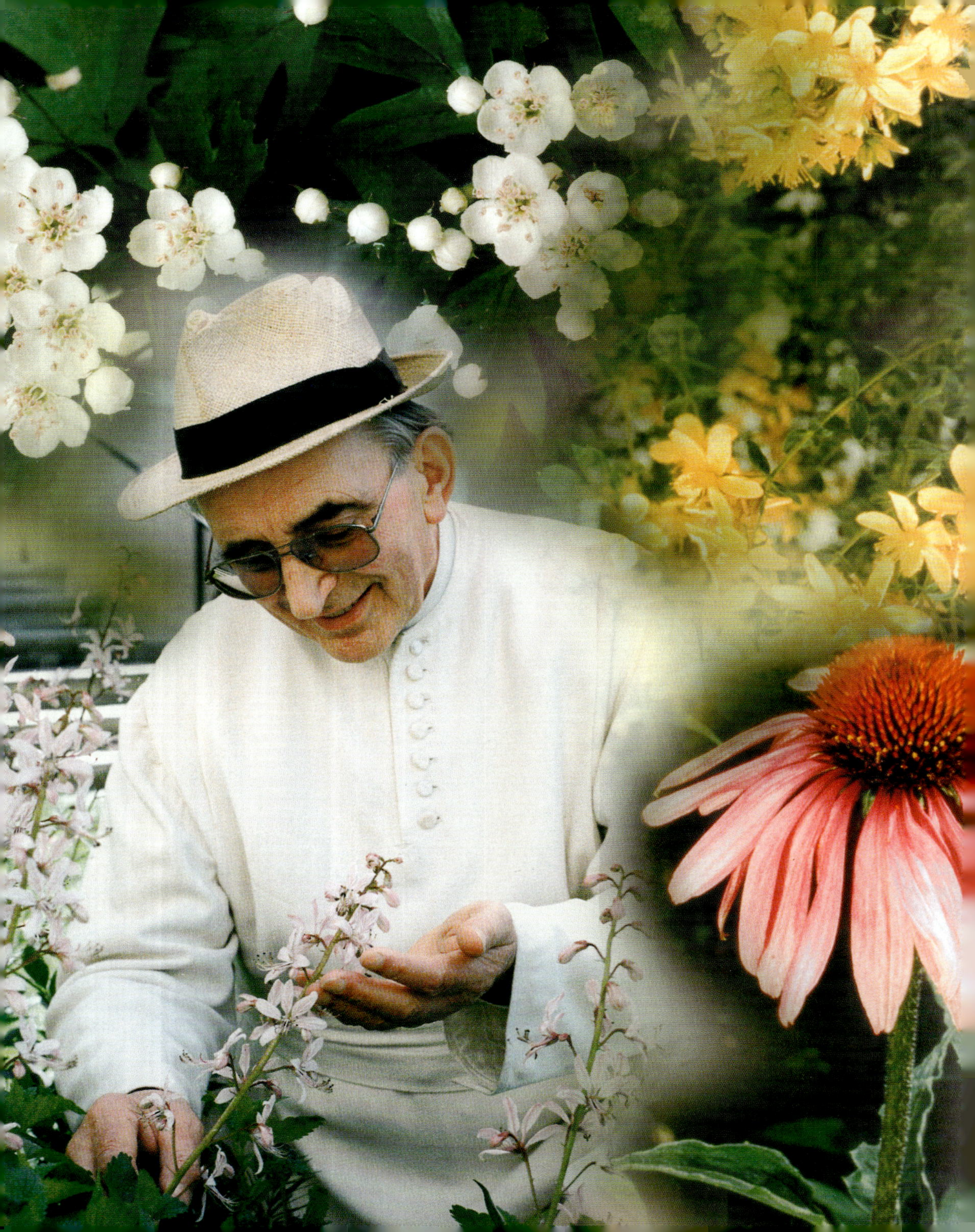

2. KAPITEL

Kräuterheilkunde

Die sanfte Kraft aus der Apotheke der Natur

Die Erforschung heilkräftiger Pflanzen hat in letzter Zeit einen rasanten Aufschwung genommen. Vor allem in exotischen Ländern liegen hier noch ungeheure Schätze brach. Doch auch heimische Heilkräuter bieten oft ungeahnte Möglichkeiten, wenn man sie richtig zu nutzen versteht. Das zeigen in eindrucksvoller Weise auch die hier aufgeführten Fälle

In diesem Kapitel: • Pfarrer Hermann-Joseph Weidinger: Gottes Hilfe gehört dazu, wenn die Kräuter wirken sollen • Eva Aschenbrenner: Das alte Wissen weitergeben • Pater Kilian Saum: Briefe an Gott helfen den ganzen Menschen heilen • Dr. med. Leonard Hochenegg: „Wunderheilungen" dank Kräuterkuren und Handauflegen • Dr. med. Peter Schleicher: Seine „Pferdekur" half auch dem Minister • Bäuerin kann endlich wieder ohne Schmerzen melken • Kräuterinjektionen und Handauflegen kurierten die heftigen Rückenschmerzen • Vom Asthma befreit durch Schwarzkümmel

Experte Hermann-Joseph Weidinger, Pfarrer:

Gottes Hilfe gehört dazu, wenn die Kräuter wirken sollen

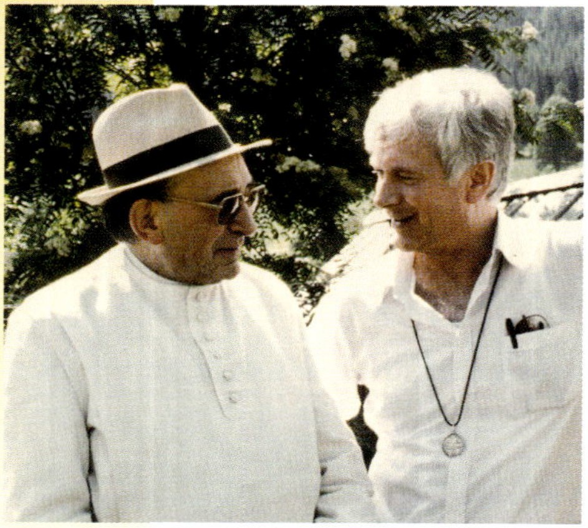

Pfarrer Hermann Joseph Weidinger (li.) schwört auf zwei Dinge, um gesund zu werden: Kräutermedizin und Gebete

Mit den Heilkräutern aus Klostergärten kennt sich Pfarrer Weidinger wie kaum ein anderer aus, aber auch mit Heilpflanzen aus fremden Kulturen. Mit 20 Jahren wird er als Missionar nach China geschickt, später dort zum Priester geweiht. Im Dienste des Vatikans kommt er in der Welt herum und lernt auch viel über fremde Pflanzen.

Pfarrer Weidinger ist Prämonstratenser-Chorherr. Aber der Geistliche wirkt nicht nur im Inneren des Klosters. Er hält Vorträge, schreibt Bücher und leitet den Verein „Freunde der Heilkräuter". Sein Kräuterwissen haben schon viele Patienten in Anspruch genommen, selbst der Papst konnte sich von der Heilkraft der „Weidinger-Kräuter" überzeugen.

Hermann-Joseph Weidinger ist Gottesmann genug, um zu wissen, dass der Mensch von Kräutern allein nicht gesund werden kann. „Wer die Achtung vor unserem Schöpfer vernachlässigt, der kann nicht geheilt werden. Wir sind durch Gott geführt, dies müssen die Menschen immer wissen."

Für Pfarrer Weidinger spielen Gebete und die Kraft der Meditation eine entscheidende Rolle. „Was wir von den Klöstern lernen können, ist vor allem die Stille und Einkehr, die gelebte Nächstenliebe.

Wir Ordensleute ziehen uns regelmäßig zu Exerzitien zurück. Wir beten, meditieren, bis zu fünf Tage. Dadurch erfahren wir wieder Klarheit und Stärke für den Alltag. Das hilft unserer Gesundheit. Klöster sind auch heute Orte der Heilung. Wer das erkennt, der hat einen ungeheuren Schatz für sich entdeckt. Heilung ist dann eher möglich. Und die Kräuter können zusätzlich wahre Wunder bewirken."

Für Hermann-Joseph Weidinger waren und sind Klöster Kulturstätten der Regionen.

Den Arzneigarten pflegen wie die eigene Gesundheit

„Der Mönchsvater Benedikt betrachtete den Arzneigarten als Zentrum der Gartenanlage. Die Sorge für die Kranken steht vor und über allen anderen Pflichten. Man soll ihnen wie Christus dienen." Auch von der heiligen Hildegard von Bingen erfährt man viel über Pflanzenheilkunde. Von ihr stammt der Ausdruck „viriditas", die Grünkraft, das Sinnbild für Gesundheit. Die Grünkraft – darin spiegelt sich die Liebe zum Garten und die Wirkung der Heilkräuter wider. Grün ist die Naturkraft. Grün tut dem Auge wohl, stimmt freudig, beruhigt. Es macht die Seele frei und lenkt den Sinn auf die unvergänglichen Güter. Für Hildegard ist die Liebe nichts anderes als ein Hauch aus dem Grünen.

Wenn sich jemand einen klassischen Kräutergarten anlegen will, rät Pfarrer Weidinger vor allem zu „Würzpflanzen wie Thymian, Oregano, Kamille oder Ysop. Auch zu Rosmarin, der als Tee zubereitet entspannend wirkt. Die Ringelblume gehört zu den Hauptbestandteilen der Kräuterapotheke. Sie fördert den Stuhlgang, wirkt entkrampfend und baut Harnstauungen ab. Oder Lavendel: Bereits die Ärzte des Mittelalters nahmen Lavendelblüten als wirksames Gegengift, und die Mönche gebrauchten sie als ‚zerteilendes' Mittel. Auch das Eisenkraut darf in keinem Kräutergarten fehlen. Es ist besonders für das geschwächte oder angegriffene Nervensystem gut." Aber das ist nur eine kleine Auswahl aus der Vielfalt der Heilpflanzen aus klösterlicher Tradition.

Expertin Eva Aschenbrenner, „Kräuterfee":

Das alte Wissen weitergeben – Kräuterspaziergänge für Feriengäste

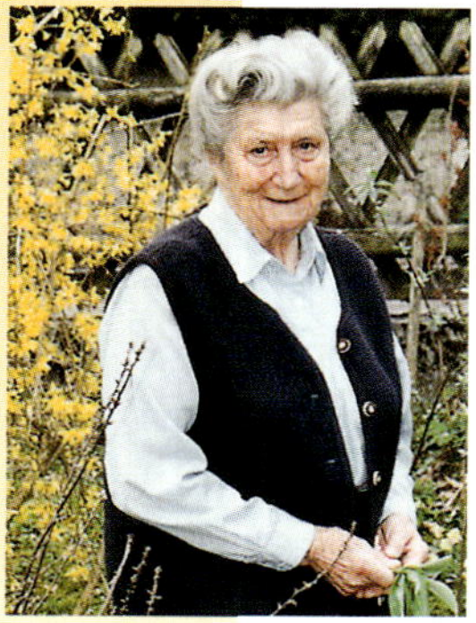

Eva Aschenbrenner aus Kochel am See. Die Beschäftigung mit Heilkräutern ist ihre Berufung. Vielen Menschen konnte sie schon helfen

Seit zehn Jahren bietet Eva Aschenbrenner Kräuterspaziergänge an und ist mittlerweile eine feste Größe des Fremdenverkehrsamtes im oberbayerischem Kochel am gleichnamigen See. Jede Woche hält sie Vorträge – bei Gesundheitsämtern, Krankenkassen und Gartenverbänden. Viele Patienten wurden durch Ihre Kräutermedizin wieder gesund.

In der Kräuterheilkunde hat Eva Aschenbrenner ihre Erfüllung gefunden, aber „der Weg dahin war lang und steinig." Sie fühlte sich von Kindheit an ungeliebt und abgelehnt. „Ich war früher ein total verklemmter Mensch, der nie das machen konnte, was er wollte und auch nie richtig gewusst hat, was er will."

Doch ihre Kraft hat sie schon immer aus der Natur gezogen. „Wir waren früher viel in den Bergen oder auch beim Skifahren." Schon damals hat sie begonnen, Kräuter und Steine zu sammeln. „Aber, das war einfach nur so, ohne irgendein Ziel, eher aus Freude an Gottes Natur. Davor hatte ich schon immer Respekt." Irgendwann hörte sie eine Radiosendung über Hildegard von Bingen und war fasziniert. „Da dachte ich mir: Das möchte ich eigentlich haben, dieses Wissen von den Heilkräutern und der Natur. Aber das war eher ein Traum."

1979 bricht bei ihrem Mann eine alte Kriegsverletzung wieder auf. Die Folgen eines Schussbruches im rechten Unterschenkel führen angeblich zu einer Verstopfung der Herzgefäße. Er muss seinen Beruf als Fliesenleger aufgeben. Eine Beinamputation und eine Herzoperation drohen. Bei einer Untersuchung im Krankenhaus stellt man fest, dass die halbe Lunge mit Embolien übersät ist. Er wird zunächst zur Kur geschickt. Ein

Jahr später sind die Herzspitzen verstopft. „Da wollte er dann nicht mehr zur Kur, weil er Angst hatte, sterben zu müssen."

Gegen jede Krankheit ist ein Kraut gewachsen

Auch Eva Aschenbrenner wird panisch. „Ich dachte mir, da muss es doch etwas geben!" Sie beginnt Bücher zu wälzen und Vorträge zu besuchen: Indianer- und Zigeunermedizin, Homöopathie, Hildegard von Bingen und alles, was sich mit Naturheilkunde befasst. „Ich habe dann gelernt, dass Krankheiten auch eine Gnade am Körper sind und dass die Natur Kräuter bereit hält, die dagegen helfen, wenn man sie nur kennt."

Sie gibt ihrem Mann einen blutverdünnenden Tee aus Lungenkraut, Brennnessel, Schafgarbe und Weißdorn. „Und ich hab ihn wieder hingebracht!", lächelt sie.

Dass ihre Kräuter dazu beigetragen haben könnten, mag sie damals noch nicht so recht glauben. Aber sie experimentiert weiter, auch an sich selbst. „Es gibt zum Beispiel nichts Besseres für offene Wunden als den Spitzwegerich, und er wächst in jeder Wiese." Jetzt merkt sie, dass die Kräuter wirklich wirken: „Es funktioniert also."

Eine Kräuterkombination vertreibt den Ausschlag

1987 beherbergt sie einen weiblichen Feriengast. Die Frau hat am ganzen Körper Ausschlag. „Sie erzählte mir, dass sie seit Monaten nicht mehr schlafen und dass kein Arzt ihr helfen kann." Eva Aschenbrenner reibt sie mit einem Sud aus Johanniskraut, Salbei und Brennnessel ein. Schon am zweiten Tag beginnt der Ausschlag abzuklingen, nach 14 Tagen ist er völlig verschwunden. „Ich war selbst total überrascht."

Eva Aschenbrenner wird ein Thema für den Landfunk. „Und dann sind sie auf einmal aus den Löchern gekommen, auch die Männer." Drei bis sechs Ratsuchende wenden sich pro Tag an Eva Aschenbrenner. Sie weiß für viele Krankheiten hilfreiche Kräuterkombinationen. Für Arthrose, Gicht, Rheuma, Blasenentzündungen, Bronchitis,

Eisenmangel, ebenso wie für Erkältungskrankheiten, Darm- und Hautprobleme, Venenentzündungen, Verstopfung. Sie erklärt, welche Kräuter man benutzen muss, wie sie richtig geerntet und zu Tees verarbeitet werden.

„Ich kann natürlich den Hausarzt nicht ersetzen, vor jeder Therapie steht die Diagnose." Eva Aschenbrenner wird auch angefeindet. „Es gibt immer wieder mal Menschen, die sagen, ich erzähle nur Schmarrn und würde mich wichtig machen. Das macht mich traurig und unsicher. Aber ich gebe ja nichts weiter, was ich nicht selbst erlebt habe. Außerdem bekomme ich immer wieder die Bestätigung von den Menschen, denen ich helfen konnte - und das sind viele."

Experte Kilian Saum, Priester und Heilpraktiker:

Briefe an Gott helfen den ganzen Menschen heilen

Schon im Alter von 17 Jahren war für Kilian Saum klar, dass er Priester werden wollte. Sein Weg führte ihn ins Kloster Sankt Ottilien. Er studierte Theologie in München, legte 1984 das Ordensgelübde ab und wurde 1988 zum Priester geweiht. Anfang der 90er Jahre ließ er sich als Krankenpfleger und Heilpraktiker ausbilden und übernahm Ende 1992 die Krankenabteilung des Klosters. Sie war ursprünglich nur für die Versorgung der Klosterbrüder vorgesehen. Dort finden sie erste Hilfe bei Krankheiten, dort werden sie gesund gepflegt.

Auch für Sterbebegleitung ist gesorgt. „Wir sorgen dafür, dass die Krankenzimmer so ausgestattet sind, wie es die Brüder wünschen. Zur Abteilung gehört eine eigene Kapelle und ein Essens- und Aufenthaltsraum." Heute versorgt die Krankenabteilung auch die Angehörigen der Klosterbetriebe und des Internats. „Wir wollen unsere Abteilung weiter öffnen und erweitern. Ich glaube, dass viele Menschen gerne zu uns kommen würden." Klostermedizin hat in Sankt Ottilien eine lange Tradition. „Auch wenn wir keinen großen Kräutergarten mehr haben – die Kräuter werden gekauft – machen wir unsere Heilkräutertees, Salben und Tinkturen selbst. Alles aber nur für den Eigenverbrauch." Pater Kilian ist bemüht, dass die vielen alten Rezepte nicht verloren gehen.

In der hauseigenen Praxis des Pater Kilian kommt aber nicht nur die Phytotherapie zu Anwendung. „Ich schöpfe aus dem reichen Schatz der modernen Erfahrungsmedizin. Ich arbeite homöopathisch, verschreibe Bachblüten, schröpfe, biete Heilfasten-Kurse an, mache Kneipp-Anwendungen und Lichttherapie. Auch die Apparatemedizin gehört zum Bestandteil meiner Praxis. Wir haben ein Lasergerät, wir machen Elektrotherapien und führen auch Ultraschalluntersuchungen durch. Und wenn ich an meine therapeutischen Grenzen gelangt bin, dann wird eben ein Arzt von draußen geholt. Das ist dann ein Schulmediziner."

Was Patienten wirklich heilt

Pater Kilian beschränkt sich nicht nur auf die Möglichkeiten der Erfahrungsmedizin. „Die Patienten brauchen mehr, um wirklich geheilt zu werden.

Ich achte darauf, dass nicht nur der Leib gesund wird. Seele und Geist müssen im Heilkonzept einbezogen sein. Ich führe lange Gespräche mit den Patienten, sehe dann, dass sie oft nicht inspiriert sind von der Liebe Gottes. Sie haben Angst vor seiner Strafe. So führe ich die Patienten zu Jesus Christus, lasse sie Briefe an Gott schreiben und malen. Briefe sind eigentlich schon Gebete. Und die Gebete helfen, den Patienten auf den richtigen Heilungsweg zu bringen. Das Gebet ist das Wichtigste, um einen Kranken zu heilen."

Pater Kilian legt seinen Patienten oft auch die Hände auf. Auch so finden sie zur inneren Ruhe, die ihnen hilft, sich mit ihrer Krankheit besser auseinander zu setzen.

Experte Dr. Leonhard Hochenegg, Arzt:

„Wunderheilungen" dank Kräuterkuren und Handauflegen

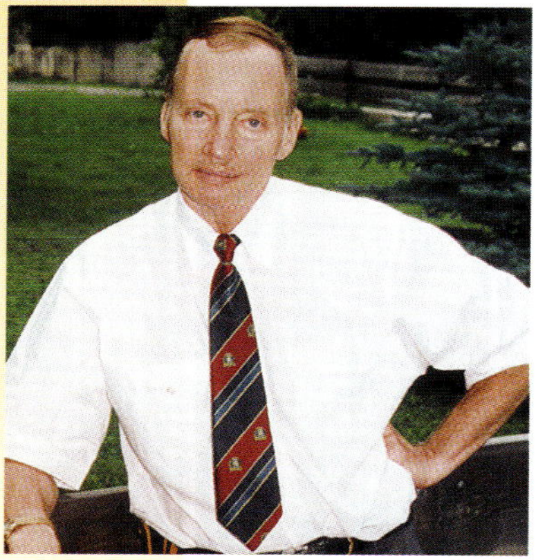

Dr. med. Leonhard Hochenegg aus Tirol heilt mit Kräutern und Handauflegen

Wer nach Hall in der Nähe von Innsbruck kommt, der glaubt an einem besonderen Ort zu sein. Es ist ein Ort der Hoffnung – viele Kranke kommen in diese kleine Stadt. Sie suchen einen Arzt auf, von dem man wahre Wundergeschichten erzählt: Dr. med. Leonhard Hochenegg, eigentlich Facharzt für Psychiatrie und Neurologie und doch weitaus mehr. Das Besondere an ihm sind sicherlich seine heilenden Hände und sein Wissen von den Heilkräften der Natur.

In Leonhard Hocheneggs Verwandtschaft gibt es viele Ärzte. Der berühmteste war ein Großonkel, der Kaiser Franz Joseph operierte. Die Hocheneggs sind eine Familie der Gelehrten: der Vater Historiker, die Mutter Doktor der Philosophie. Da war auch für Leonhard Hochenegg ein Studium vorprogrammiert. Aber vieles, was ihn beeinflusst hat, lag direkt vor der Tür. Vor allem von seiner Großmutter hat er gelernt. Sie zeigte ihm die Heilkräuter aus der Umgebung, sie kannte sich in der Natur aus.

Ganz besonders beeindruckt war Hochenegg von seinem Pfarrer aus der Jugendzeit. „Josef Lambichler führte viele Gespräche mit mir. Er sagte mir manches, wofür er die anderen zu jung hielt: Er lehrte mich Gebete, aber er sagte auch, dass Gebete Energie freisetzen können. Das habe ich verinnerlicht und mir immer bewust gemacht."

Leonhard Hochenegg begnügte sich nicht mit dem Studium der Medizin, er belegte gleichzeitig Mathematik und Philosophie.

Nach dem Medizinstudium befasste er sich intensiv mit der Arzneimittelkunde. Seine Beobachtungen ließen ihn immer stärker an den Göttern in Weiß zweifeln. „In der Nervenheilkunde beispielsweise wird fast ausschließlich auf das Medikament gesetzt. Mir wurde schnell klar, dass das Gespräch mit dem Patienten vernachlässigt wurde. Ich wollte ein anderer Arzt werden."

Ein Glücksfall für seine Arbeit war und ist seine Frau Fatima. Von ihr lernte er Heiler und Heilpflanzen der Philippinen kennen, die hierzulande weitgehend unbekannt sind. „Fatimas Vater war im Nebenberuf Heiler. Eine ganz normale Sache auf den Philippinen, wo man nicht immer den Arzt kommen lassen kann. Im Laufe der Zeit haben die Menschen gelernt, sich selbst zu helfen."

Es ist ein Ort der Hoffnung – viele Kranke kommen in diese kleine Stadt.

Bei seinen Reisen nach Asien hat Dr. Hochenegg viele Heilpflanzen kennen gelernt, ohne die er heute nicht mehr arbeiten könnte. Er hat herausgefunden, dass bestimmte Mischungen dieser Pflanzen mit Heilkräutern aus Europa eine erstaunliche Wirkung erzielen. Diese Kräutermischungen gehören heute zu den wichtigsten Bausteinen im Behandlungskonzept des Naturarztes aus Hall.

Dr. Hocheneggs Patienten kommen von überall her. Die meisten haben schon eine Ärzte-Odyssee hinter sich, gelten als austherapiert. „Sie kommen, weil sie von mir gehört haben. Sie wissen, dass ich mit natürlichen Mitteln zu helfen versuche. Ich mache Untersuchungen, die andere Ärzte nicht mehr machen. Ich schaue in die Augen, begutachte die Zunge, achte auf den Puls. Ich interessiere mich für die Hautbeschaffenheit des Patienten. Meine Hände sind das beste diagnostische Handwerkszeug."

Dr. Hocheneggs Therapiewege zeichnen sich immer durch eine Kombination von verschiedenen Wegen aus. Die Auswahl der Naturmittel, der Kräutermischungen, ist dabei genauso wichtig wie der Einsatz der Hände. „Durch meine Hände erfahre ich mehr von den Patienten, nehme sie richtig wahr. Die meisten finden das sehr angenehm, kaum einer verweigert das Handauflegen."

Experte Dr. Peter Schleicher, Arzt:

Seine „Pferdekur" half auch dem Minister

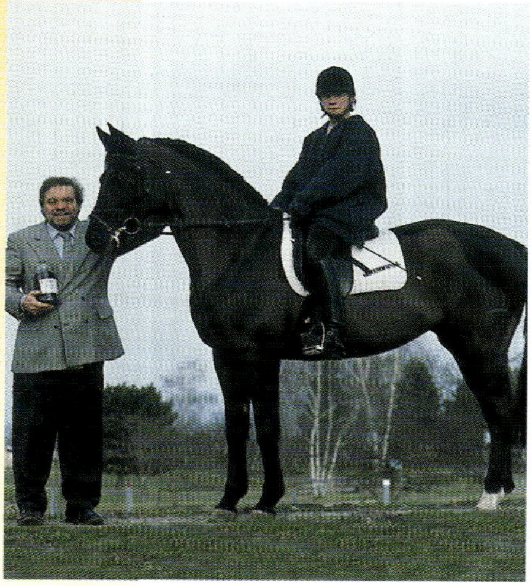

Dr. med. Peter Schleicher: Der Immunologe schwört auf die heilende Kraft des Schwarzkümmelöls

Dr. Peter Schleicher ist spezialisiert auf die Fachbereiche Immunologie, Immun-Modulation und biologische Schmerzbekämpfung. Er hat mehrere Fachbücher geschrieben, darunter auch „Natürlich heilen mit Schwarzkümmel". Bekannt wurde er auch durch das Bändchen „Krebs ist kein Schicksal", das er zusammen mit Manfred Köhnlechner verfasst hat. Dr. Schleicher ist verheiratet; er lebt und arbeitet in München.

Sind Allergien heilbar?

Dr. Schleicher: „Allergien sind heilbar, wenn man die verstellte, kranke Immunologie wieder normalisieren kann. Oder dem System Informationen zum Allergieauslöser übermittelt, so dass eine angepasste Antikörperantwort die Allergie neutralisiert.

Es gibt eine ganze Reihe verlässlicher Naturmittel, die bei der Behandlung der Allergien mit großem Erfolg eingesetzt werden können. Gerade das Schwarzkümmelöl aus Ägypten oder die Kümmelsamen helfen bei einer Allergieerkrankung. Aber auch Lachsöl (Fischöl), Nachtkerzenöl, Olivenöl und manche Vitamine und Spurenelemente aus Pflanzen erzielen gute Heilungsergebnisse."

Wie entdeckten Sie denn die Heilwirkung des Schwarzkümmels?

Dr. Schleicher: „Das Dressurpferd ‚Baronesse' meiner Tochter Theresa erkrankte an Asthma. Auf der Suche nach Hilfe schickte mir mein Freund Dr. Mohammed Saleh einen Sack Schwarzkümmelsamen und -öl. Nach zwölf Tagen Therapie war das Pferd asthmafrei und gewann in Folge auch wieder Goldmedaillen.

Unser alter Bundesminister Dr. Zimmermann hörte von dem Wunder und verlangte nach der ‚Pferdekur' mit Schwarzkümmel, da er selbst an Asthma litt. Dr. Zimmermann ist heute asthmafrei – dank Kümmel aus dem Pharaonenstaat."

Welche Rolle spielt der Schwarzkümmel im Herkunftsland?

Dr. Schleicher: „Im Herkunftsland finden sich die ersten Hinweise schon im Koran unter der Überschrift ‚Schwarzkümmel hilft gegen alles, nur nicht gegen den Tod'. Schwarzkümmel wird in Ägypten täglich mit der Nahrung aufgenommen. Zum Beispiel als Öl, im Tee, fürs Brot, zum Einwecken und Kochen. Es gibt Hunderte von Dorfrezepten alten Ursprungs für sehr viele Krankheitsbilder."

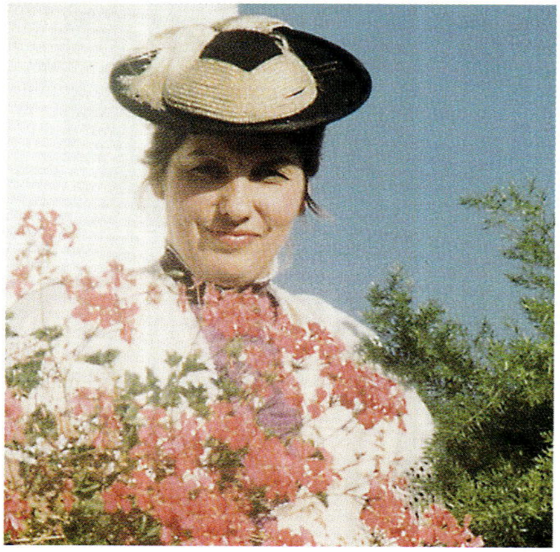

Bäuerin Anneliese Singer braucht sich ihrer Hände nicht mehr zu schämen. Kräuterheilkunde hat die schwieligen, offenen Partien in eine Babyhaut verwandelt

Darmreinigungstee und Kräuterbäder – Bäuerin kann endlich wieder ohne Schmerzen melken

Anneliese Singer und ihr Mann Leonhard führen einen Bauernhof mit 45 Tieren in Kochel am See und vermieten Fremdenzimmer. Das Ehepaar hat zwei Töchter.

„Erst hat es nur gejuckt und dann sind die Handflächen aufgeplatzt", berichtet Anneliese Singer. Vor drei Jahren fing es an. Zuerst sind es nur kleine Risse in der Handfläche, die sie als „trockene Haut" ignoriert. Aber dann verbreiten sich die Risse innerhalb kürzester Zeit – bis schließlich das blanke Fleisch offen liegt. „Aber als Bäuerin ist man schon hart im Nehmen, da lässt man sich von so kleinen Wehwehchen nicht irritieren."

Von Ärzten hält die Singerbäuerin nichts. Deshalb versucht sie sich zunächst selbst zu kurieren. „Mir hatte ja bisher auch nichts gefehlt, und ich habe gedacht, ich hätte was Falsches gegessen." Sie verzichtet auf ihre geliebte Schokolade, auf Essig und Eier. Dass das helfen könnte, hat sie sich irgendwo angelesen. Aber die Hände werden immer schlimmer. **Sogar das Melken wird zum Problem: Ihre Hände reißen dabei jeden Tag aufs Neue auf und bluten. „Das war sehr schmerzhaft, aber ich konnte ja deshalb nicht aus dem Stall heraußen bleiben."**

Sie schämt sich für ihre unappetitlichen Hände. „Ich hatte wirklich Angst, dass den Leuten vor mir graust. Das war schlimmer als die Schmerzen." Den Einkauf muss die Schwiegertochter erledigen. Das Brot- und Plätzchenbacken gibt sie auf. „Da war dann der Punkt erreicht, da musste ich einfach zum Doktor."

Der Arzt vermutet eine Allergie gegen die Desinfektionsmittel im Stall und veranlasst einen Allergietest. Der ergibt jedoch, dass sie nur gegen Duftstoffe allergisch ist. „Dann hat der Arzt gesagt, ich wäre an der Grenze zur Neurodermitis." Ein Dreivierteljahr lang versucht der Mediziner die Hautkrankheit in den Griff zu bekommen. Er verschreibt ihr „Tausende von Salben" und Kuren mit UV-Licht. Aber nichts hilft. „Da resignierst du irgendwann. Ich dachte mir halt, damit muss ich jetzt leben."

Als sie wegen einer Zimmervermietung das Fremdenverkehrsbüro aufsucht, bemitleidet man sie erst wegen ihrer Hände und verweist sie dann an Eva Aschenbrenner.

Anneliese Singer kennt Eva Aschenbrenner und weiß auch um ihre Kräutergänge, aber sie wäre nie auf die Idee gekommen, die Kräuterfrau wegen ihrer Hände aufzusuchen. „Aber jetzt hatte ich ja nichts mehr zu verlieren und irgendwie war sie mein letzter Strohhalm." Eva Aschenbrenner erschrickt, als sie die Hände sieht. Sie vermutet, dass der Darm der Singerbäuerin nicht richtig arbeitet. Sie rät Anneliese Singer zu einem reinigendem Sechser-Tee, zu Retterspitz innerlich. Sie gibt ihr getrocknete Kräuterstängel mit, um damit einen Sud zu kochen und die Hände darin zu baden und eine aus Schweineschmalz gekochte Creme mit Ringelblume, Himbeerblättern und Schafgarbe.

Seitdem glaubt auch Anneliese Singer an die Heilkraft der Kräuter.

„Mir war zwar schon ein bisschen komisch, aber ich hab' brav das gemacht, was die Aschenbrenner gesagt hat." **Anneliese Singer trinkt den Darmreinigungstee und badet ihre Hände. Zuerst werden die Beschwerden schlimmer, die Hände brechen noch mehr auf und nässen. Nach vier Tagen beginnen die Wunden sich zu schließen. „Da war ich einfach nur platt und nach vierzehn Tagen hatte ich richtige Babyhände. Seither ist auch nichts mehr gewesen."**

Seitdem glaubt auch Anneliese Singer an die Heilkraft der Kräuter. Später hat eines ihrer Mastkälber ein dickes Knie. Der Tierarzt gibt Spritzen, die jedoch nichts helfen. Er rät, das Kalb zum Abdecker zu geben, wegen der Spritzen sei es als Nahrungsmittel nicht mehr tauglich und Chancen auf Heilung gebe es keine. „Da hab ich mir gedacht, jetzt rufst du die Aschenbrenner an. Wenn die mir geholfen hat, warum dann nicht auch dem Kalb. Das ist ja auch eine Kostenfrage. So ein Kalb ist um die 600 Mark wert." Eva Aschenbrenner rät zu Umschlägen mit Retterspitz äußerlich. Die Singerbäuerin macht die Umschläge: Das Knie des Kälbchens schwillt ab. Auch bei einem weiteren Kalb, das unter massiven Durchfall leidet und vom Tierarzt ebenfalls aufgegeben wird, helfen Kräuter. „Da hat sich der Tierarzt das Rezept gleich aufgeschrieben."

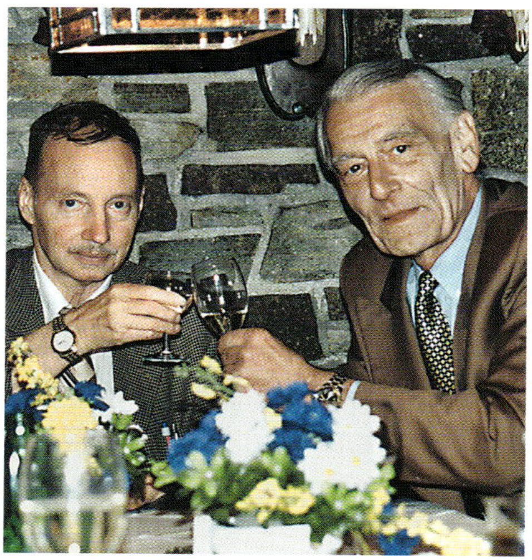

Den Adligen Graf Jan Bernadotte (rechts) plagten jahrelange Rückenschmerzen. Nach drei Wochen Kräuterbehandlung durch Dr. Hochenegg (links) verschwanden sie wie durch ein „Wunder"

Kräuterinjektionen und Handauflegen kurierten die heftigen Rückschmerzen

Die Bernadottes gehörten zum französischen Adel, bis sie Anfang des 18. Jahrhunderts in das schwedische Königshaus integriert wurden. Graf Jan Bernadotte ist einer von vier Sprösslingen aus der Ehe von Graf Lennart und Gräfin Karin, die 1991 im Alter von 80 Jahren verstarb. Der Vater leitet die Geschäfte auf der Insel Mainau, hat die Blumeninsel „zur vollen Pracht entfaltet". Er ist mit seinen 91 Jahren immer noch in Arbeit und „fit wie ein Junger. Sohn Jan hat sich schon lange von

Mainau gelöst und ist eigene Wege gegangen. Berufliche Erfolge hatte der geschiedene Vater von vier Kindern vor allem in der Gastronomiebranche. Zuletzt arbeitete er in Florida für die schwedisch-amerikanische Handelskammer. Die ersten Symptome traten bereits in frühen Jugendjahren auf. Graf Jan Bernadotte, groß von Gestalt, hatte schon immer Probleme mit seinem Rücken – besonders beim Sitzen.

„Ich war begeisterter Sportwagenfahrer. Habe in hart gefederten Kissen gesessen. Das hat meinem Rücken geschadet. Aber es hat dann doch bis Anfang der 80er Jahre gedauert, bis ich endlich aktiv wurde. Ich kann mich daran erinnern, dass ich mich nach einer langen Autofahrt einfach nicht mehr bewegen konnte. Ich saß mit fürchterlichen Schmerzen im Auto und ich konnte nicht aufstehen. Da wurde mir klar, dass ich einen Spezialisten aufsuchen musste."

Graf Jan Bernadotte ging zu seinem Hausarzt und zum Orthopäden. Das einzige, was er bekam, war Chemie. „Ich nahm von da an Voltaren. Das Zeug hat immer geholfen, wenn sich die Schmerzen gemeldet haben. Aber damit habe ich doch nicht das Problem von Grund auf gelöst. Ich habe die Schmerzen lediglich unterdrückt. Zuletzt hat man mir zu einer Operation geraten. Das wollte ich aber auf keinen Fall."

Er ist mit seinen 91 Jahren immer noch in Arbeit und „fit wie ein Junger"

Von einem guten Freund bekam Graf Bernadotte die Adresse eines Bergdoktors in Tirol. „Ich hörte wahre Wundertaten von ihm. Ich fuhr dann auch sofort nach Österreich zu diesem Dr. Hochenegg. Zunächst fiel mir nichts Ungewöhnliches auf. **Dr. Hochenegg unterhielt sich sehr lange mit mir. Auch eine Blutuntersuchung wurde durchgeführt. Er verschrieb mir eine Kräuter-Kur als Injektion. Zusätzlich legte er mir die Hände auf. Ich war schon ein wenig skeptisch. Was sollte dieser Hokuspokus?, fragte ich mich. Aber als ich im Laufe der Behandlung ein leichtes Zittern und eine angenehme Wärme spürte, wurde mir bewusst, dass da irgend etwas passierte."**

Drei Wochen dauerte die erste Kur, danach war Graf Jan Bernadotte beschwerdefrei. „Es könnte auch ein Wunder gewesen sein. Egal, was passiert ist, zum ersten Mal fühlte ich mich wieder völlig gesund."

Vom Asthma befreit durch Schwarzkümmel

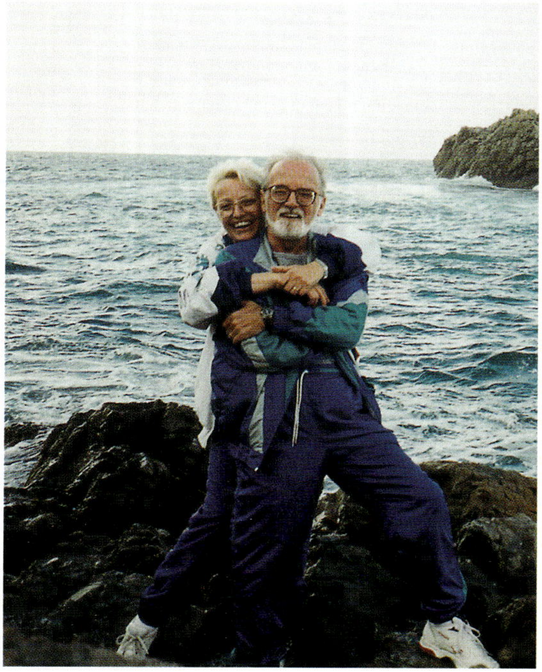

Schwarzkümmel brachte die Wende im Leben von Ehepaar Krause: Jahrelanges Asthma und Sonnenallergie sind verschwunden. Beide fühlen sich zudem topfit

Georg Krause, in seiner aktiven Berufszeit Lehrer und Gruppenleiter in einer Behindertenwerkstatt, ist heute Hausmann. Sein schlechtes Augenlicht machte eine Fortsetzung der Arbeit unmöglich, er lebt mittlerweile von einer Erwerbsunfähigkeitsrente.

Ehefrau Elisabeth beginnt gerade ihr Berufsleben zu verändern. Sie befindet sich mitten in einem Heilpraktikerstudium und hofft, bald die Prüfung ablegen zu können. Ihr Geld verdient die Mutter von drei Kindern zur Zeit mit Fußreflexzonenmassagen.

Vor drei Jahren begann die Talfahrt der Krauses. Elisabeth Krause klagte über heftiges Asthma. Eine zusätzliche Lungenentzündung zu Beginn des neuen Jahrtausends verschlimmerte ihren Zustand.

Die Asthmaanfälle nahmen zu. „Ohne Spray, das heißt ohne Chemie, ging gar nichts mehr. Morgens und abends musste ich inhalieren. Ein Präparat, das nicht ohne Nebenwirkungen bleiben konnte. Die Dauereinnahme führte zu Muskelproblemen. Nachts konnte ich nicht mehr durchschlafen. Es war eine Qual."

Endlich wieder durchatmen können

Die Asthmaanfälle nahmen zu. Ohne Spray, das heißt ohne Chemie, ging gar nichts mehr.

Ehemann Georg nutzt die viele Freizeit, die er genießt, indem er fast keine Fliege-Sendung auslässt. So auch an diesem Tag im März, als das Thema Allergien behandelt wurde. „Ich sehe immer interessiert zu, doch im Verlauf dieser Sendung war ich plötzlich hellwach. Da erzählte ein Arzt von ägyptischem Schwarzkümmel, der auch Asthmaerkrankten helfen könne. Ich reagierte sofort, schaute noch nicht einmal die Sendung zu Ende und suchte im Internet nach Informationen über Schwarzkümmel. Ich habe dann sofort in der Apotheke angerufen. Schon am nächsten Tag konnte ich ihn abholen und meiner Frau geben. Der Schwarzkümmel half, auch wenn Elisabeth Krause den Geschmack nicht mochte.

„Ich gebe zu, dass dieser Schwarzkümmel nicht besonders schmeckte. Ich nahm einen Teelöffel voll und zerkaute die Körner sehr gut. Abends konnte ich schon wieder durchatmen. Fortan nahm ich morgens und abends Schwarzkümmel, auch Tee habe ich davon gemacht. Und mein Asthma verschwand kontinuierlich. Mittlerweile nehme ich den Schwarzkümmel in Tropfen. Der Chemie habe ich endgültig Ade gesagt."

Elisabeth Krause wurde nicht nur von ihrem Asthma befreit, der Schwarzkümmel bewirkte auch eine Verbesserung ihrer jahrelangen Sonnenallergie. Selbst Ehemann Georg schwört mittlerweile auf den Naturstoff. „Seit ich den Schwarzkümmel nehme, fühle ich mich topfit."

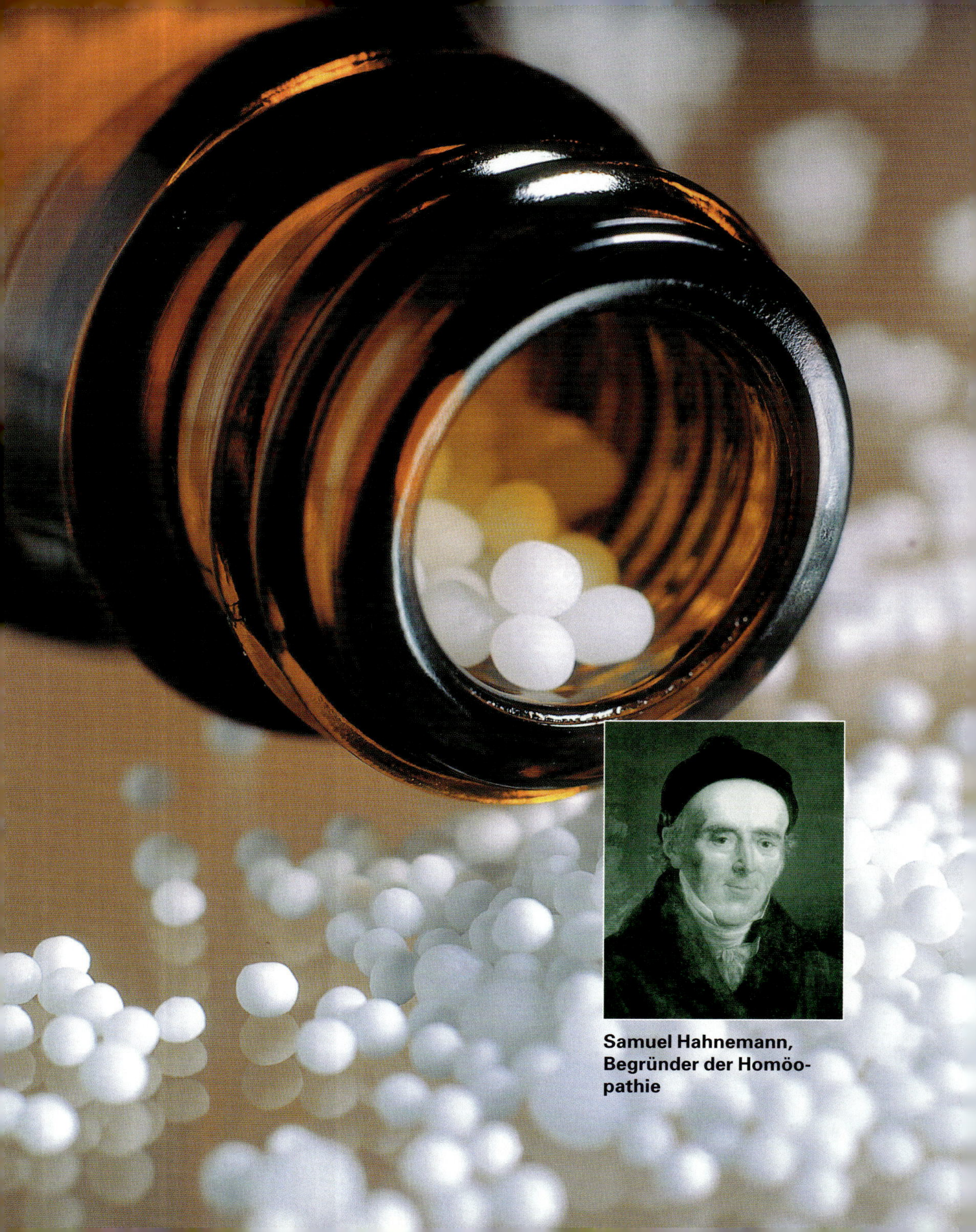

Samuel Hahnemann, Begründer der Homöopathie

3. KAPITEL

Homöopathie

Von der Kunst, den Leiden auf den Grund zu gehen

Homöopathie nimmt einen immer wichtigeren Platz ein, wenn es darum geht, sich bei Alltagsbeschwerden selbst zu helfen. Aber auch, wenn die herkömmliche Medizin bei chronischen Beschwerden mit ihrem Latein am Ende ist. Oft kann ein einziges Kügelchen helfen, langjährige Krankheiten zu kurieren. Doch vor den Erfolg haben die Götter die Auswahl des richtigen Medikaments gesetzt ...

In diesem Kapitel: • Prof. Dr. med. Walter Köster: Zuhören ist wichtig, um das individuell richtige Heilmittel zu finden • Dr. Willibald Gawlik: Homöopathie als Regulationstherapie • Neuanfang – vom Workaholic zum entspannten Menschen • Von der Schulangst bis zum Knochenbruch: Eine ganze Familie lebt mit der Homöopathie • Herzinfarkt und Lungenentzündung: Homöopathie brachte die Heilung • Steife Gelenke wurden wieder beweglich – Schwellungen und Schmerzen haben nachgelassen

Experte Prof. Dr. Walter Köster, Arzt:

Zuhören ist wichtig, um das individuell richtige Heilmittel zu finden

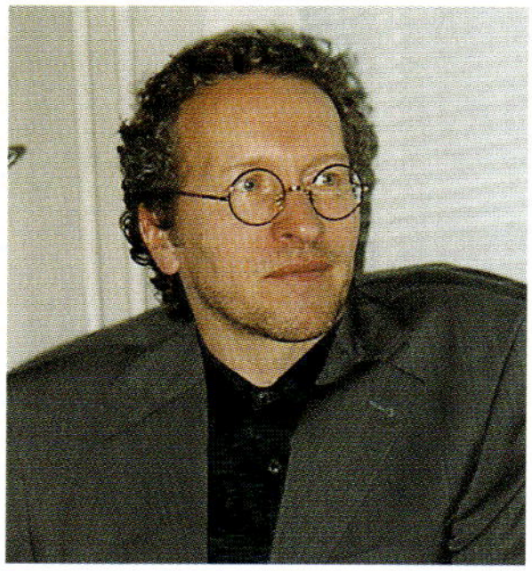

Professor Walter Köster, Homöopath: „Der Arzt muss genau zuhören, was der Patient beim Erstgespräch sagt. Das erleichtert die Diagnose enorm"

Ausgebildet wurde Professor Walter Köster als „Schulmediziner". Doch er interessierte sich schon früh für Akupunktur und studierte die hohe Kunst der Chinesischen Medizin in Peking. 1985 erhielt er die Anerkennung als Arzt für Naturheilverfahren und drei Jahre später als Arzt für Homöopathie. 1991 kam die eigene homöopathische Praxis; an der Uni Münster gab er Vorlesungen. Seit 1993 bildet Dr. Walter Köster selbst Ärzte für Homöopathie aus – im Auftrag der Ärztekammer. Sein wichtigstes Ziel war immer die wissenschaftliche Weiterentwicklung und Anerkennung der Homöopathie. Der erste Höhepunkt auf diesem Weg kommt 1999. Er wird zum Professor für Homöopathie an die Universität von Sevilla berufen – die erste Professur dieser Art in ganz Europa. Deutschland zieht bald nach: Seit dem Sommersemester 2000 ist Professor Dr. Köster Studienleiter des ersten Kontaktstudiums für Homöopathie an einer deutschen Universität in Heidelberg.

Auch Schwerkranke können behandelt werden

Immer mehr Patienten finden Zugang zur Homöopathie, vor allem, wenn es sich um leichtere Beschwerden handelt. Doch kann die Homöopathie auch bei schweren Krankheiten bestehen?

Prof. Köster: „Durch die zunehmende Selbstmedikation bei leichteren Erkrankungen haben viele Menschen den Wert der homöopathi-

schen Heilmittel kennen gelernt. Damit ist eine Art Vertrauensbasis entstanden. Wie viel die Homöopathie tatsächlich zu leisten im Stande ist, entdeckt der homöopathische Arzt erst im Laufe seiner Erfahrungen, wenn es ihm gelingt, auch schwerere Krankheiten zu heilen. Wenn beispielsweise eine Neurodermitis verschwindet, sich ein erhöhter Blutdruck bessert, ein Rheumatiker seine Schmerzen verliert, dann staunt nicht nur der Patient. Es lässt sich immer wieder beobachten, dass erfahrene homöopathische Ärzte auch Schwerkranke erfolgreich behandeln."

Was sind die Grundprinzipien der Homöopathie?

Prof. Köster: „Zum ersten die Tatsache, dass homöopathische Mittel aus Stoffen hergestellt sind, die in ihrer Urform Krankheiten auslösen. Diese Stoffe werden in der Homöopathie immer wieder verdünnt und verschüttelt. Das so entstandene homöopathische Mittel wird dann für die Krankheit gegeben, die der Ausgangsstoff hätte auslösen können. Von diesem Ausgangsstoff ist jedoch bei den üblichen Hochpotenzen nichts mehr erhalten."

Der Arzt muss genau zuhören?

Prof. Köster: „Ja, er muss genau zuhören, was ihm der Patient bei der Erstkonsultation mitteilt und wörtlich all das, was der Patient berichtet, aufschreiben. Es ist keineswegs gleichgültig, ob der Patient sagt: ‚Mich drückt eine Last auf der Brust wie ein Stein' oder ob er berichtet, dass ihm ein Ring um die Brust liege. Alles wird genau aufgeschrieben. Ein solches Einzelgespräch dauert mindestens eine Stunde."

Der homöopathische Arzt sucht sich aus dieser Sammlung aller Symptome dann fast nur die sonderbaren, die auffallenden Symptome heraus. Diese vergleicht er mit den Daten, die er von den verschiedenen homöopathischen Arzneimitteln weiß und findet so das passende Mittel heraus. Man könnte das bildhaft umschreiben mit der Suche nach einem Schlüssel für ein Schloss."

Was ist anders an der Homöopathie im Vergleich zur Allopathie?

Prof. Köster: „Das Erstaunlichste für den Patienten ist wohl die Einmalgabe der Medizin. Das ist völlig anders als in der chemischen Medizin. Der Patient erhält ein einziges kleines Pillchen, ein Globulum, und das war schon alles. Wenn es sich um das richtige Mittel gehandelt hat, entfaltet sich in den nächsten Wochen die Heilung.

Ich selbst habe mich erstmalig von der Homöopathie überzeugt, als ich bei einem hoch fieberhaften Infekt, für den ich zuvor immer ein Antibiotikum genommen hatte, erstmalig ein homöopathisches Mittel schluckte. Sonst hatte ich mich nach dem Antibiotikum immer 8 Tage mühsam durch die Praxis geschleppt, weil ich müde und angestrengt war und mein Allgemeinzustand sehr unter dem Infekt litt. Nach der Einnahme des homöopathischen Mittels war ich am nächsten Tag nicht nur die Krankheit los, ich fühlte mich auch in einer Weise beschwingt, wie neugeboren, dass ich es kaum glauben konnte."

Gibt es auch Nebenwirkungen?

Prof. Köster: „Die Homöopathie kennt nur eine einzige Nebenwirkung: die mögliche Verschlimmerung der Beschwerden in den ersten Tagen nach der Einnahme des Mittels. Aber sobald diese Verschlimmerung stattgefunden hat, kommt gleich der Umschwung zur deutlichen Verbesserung. Es sieht so aus, als würde der Körper für einige Stunden alte Beschwerden hochholen und verarbeiten.

Der homöopathische Arzt ist erst zufrieden, wenn der Patient gesund ist und ihn nicht mehr aufsuchen muss. Eine Dauereinnahme von homöopathischen Mitteln ist nicht vorgesehen."

Experte Dr. Willibald Gawlik, Arzt:

Homöopathie als Regulationstherapie

Dr. Gawlik gilt in der BRD als einer der angesehensten Homöopathieärzte. Seit 35 Jahren ist er in der Weiterbildung homöopathischer Ärzte tätig. Der 75-Jährige ist auch heute noch in seiner Praxis für Allgemeinmedizin und Homöopathie in Bad Tölz tätig.

Die Homöopathie ist im Rahmen der Gesamtmedizin definierbar als Regulationstherapie. Ihr Ziel ist die Steuerung der körpereigenen Reaktion mit Hilfe einer Arznei, die jedem einzelnen Kranken in seiner individuellen Reaktionsweise entspricht. Grundlage ist das Prinzip „Ähnliches mit Ähnlichem heilen." Dafür brauchen wir die Symptome des kranken Menschen. Aber auch die durch Arzneimittelprüfung am Gesunden gefundenen Symptome. Zur Therapie werden diese beiden Symptomreihen analogisiert.

Ich persönlich stehe hinter der Meinung von Hahnemann: Tiefe Potenzen bei akuten Erkrankungen, mittlere Potenzen bei funktionellen Erkrankungen, hohe Potenzen bei Erkrankungen im emotionalen und Gemütsbereich. Ich halte mich dabei an die Hahnemannschen Vorschriften, dass die optimale Potenz die C 30 ist. Nur sehr selten gehe ich bis zur C 200.

Die homöopathische Anamnese entspricht der guten klinischen Anamnese. Sie braucht aber, da sie eine individuelle Therapie ist, besonders die individuellen Symptome und auch die psychosoziale Hintergrundbetrachtung.

Nach der klaren Anamnese wird entschieden, ob eine homöopathische Therapie in Frage kommt. Grundsätzlich gehört für mich eine klinische Diagnose zu dieser Entscheidung.

Eine homöopathische Behandlung ohne klinische Diagnose ist wie die Arbeit eines Maulwurfs: Er arbeitet im Dunkeln und hinterlässt frische Erdhügel.

Die Akzeptanz der Homöopathie hat deutlich zugenommen

Grundsätzlich wird die Homöopathie nach dem Ähnlichkeitsprinzip eingesetzt. Wenn keine Ähnlichkeiten bestehen, keine Therapie. Eingesetzt wird sie in allen Bereichen der Grauzone der Schulmedizin, bei allen funktionellen Störungen, begleitend bei chirurgischen und traumatischen Zuständen. Je nach Erfahrung des Therapeuten auch im Bereich der therapieresistenten Fälle.

Die Homöopathie ist nicht möglich bei allen Erkrankungen, die eine Substitution erfordern, zum Beispiel Diabetes. Auch nicht bei Intensivstationsfällen und bei Geschlechtskrankheiten sowie bei schweren bakteriellen Infektionen.

Können homöopathische Arzneimittel gefährlich werden?

Selbstverständlich sind toxische Ausgangsstoffe auch in homöopathischer Zubereitung giftig, wenn die Potenz zu tief ist. Bestimmte Potenzen gibt der Apotheker nicht ab, auch nicht bei Vorlegen eines Rezeptes. Das Gleiche gilt auch für Schwermetalle, die erst ab einer bestimmten Potenz abgegeben werden dürfen.

Schulmedizin und Homöopathie ist eine Ergänzung.

Heute besteht zwischen Schulmedizinern und Homöopathen eigentlich keine Aggressionshaltung mehr, die Akzeptanz der Homöopathie hat deutlich zugenommen. Gleichzeitig auch das Interesse der Studenten. Selbst die Krankenkassen machen kaum noch Schwierigkeiten.

Neuanfang – vom Workaholic zum entspannten Menschen

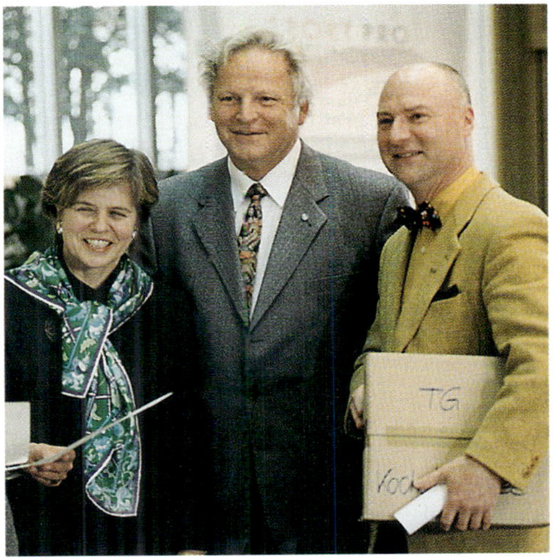

Christian Rothkegel: Der Familienvater (rechts) stand vor dem körperlichen und nervlichen Zusammenbruch. Mit Hilfe der Homöophathie lernte er, Stress abzubauen

Eine Geschichte aus dem Alltag: Stress, Überforderung, irgendwann einmal geht es nicht mehr. Christian Rothkegel, leitender Angestellter in einer Sparkasse, Vater zweier Töchter, war eigentlich mit sich und seiner Umwelt zufrieden.

„Doch im Laufe des Berufslebens wurden die Belastungen immer größer. Der Job beanspruchte immer mehr Raum. Die Überstunden wuchsen. Essen konnte ich nur noch im Stehen. Ganz abgesehen von dem ganzen Ärger in der Firma. Sport wurde zum zusätzlichen Stress. Auch die Freizeit war genau geplant." Irgendwann klappte Christian Rothkegel einfach zusammen: Diagnose Kreislaufkollaps.

„Mir war des öfteren so schwindelig, dass ich schon Bedenken hatte, Auto zu fahren. Schlafen konnte ich schon lange nicht mehr richtig. Ich hatte nur noch die Firma im Kopf. Samstags zu Hause die Arbeit, die ich mitgenommen hatte. Im Urlaub Berge von Material in jedem Koffer. Das musste alles studiert werden. Ich war übernervös, gereizt, ungerecht den Kindern gegenüber. Auch meiner Frau gegenüber war ich nicht mehr der Mensch, den sie einmal geheiratet hatte. Als auch noch meine jüngste Tochter eine schwere Lungenentzündung bekam, war ich am Ende. Ich konnte nicht einmal mehr Treppen steigen, ohne in Schweiß auszubrechen."

Der homöopathische Arzt als Beichtvater

Christian Rothkegel ließ sich endlich eine Kur verschreiben. Seine Frau hatte sich mehr und mehr für natürliche Heilverfahren interessiert. Über sie kam er schließlich zur Homöopathie. „Ich war überrascht, der homöopathische Arzt konnte richtig zuhören, er war wie ein Beichtvater. Ich hatte das Gefühl, dass er mich wirklich verstand.

Das erste Gespräch dauerte ungefähr eine Stunde. Ich wurde auch über mein familiäres Umfeld, über meine Verhaltensweisen und Reaktionen befragt. Das war schon ganz anders als beim Schulmediziner. Und er konnte auch geduldig und beharrlich behandeln. Erst das eine, dann das andere. Dann die Gesamtheit. Zuletzt die Konstitution.

Die Besserung stellte sich schon nach wenigen Tagen ein.

Auch ich selbst lernte die Zusammenhänge verstehen, erkannte mich selbst. Ich kam wieder zur Besinnung, fand den richtigen Sport, Entspannung und neuen Mut. Mein Arzt wusste sofort, was ich für ein Typ bin, fand sehr schnell das passende homöopathische Medikament. In den ersten Wochen der Behandlung nahm ich verschiedene Mittel in verschiedenen Potenzen. Die Besserung stellte sich schon nach wenigen Tagen ein." Christian Rothkegel hat durch die Homöopathie nicht nur gelernt, wie man seinen Stress abbaut. Aus einem fast unheilbaren Workaholic ist wieder ein harmonischer Mensch geworden. Doch er sagt: „Ich habe noch viel zu lernen, um alles zu verstehen."

Seine gesamte Familie hat sich mittlerweile der Homöopathie verschrieben. „Bei leichteren Fällen greifen wir selbst in unsere Hausapotheke."

Von der Schulangst bis zum Knochenbruch: Eine ganze Familie lebt mit der Homöopathie

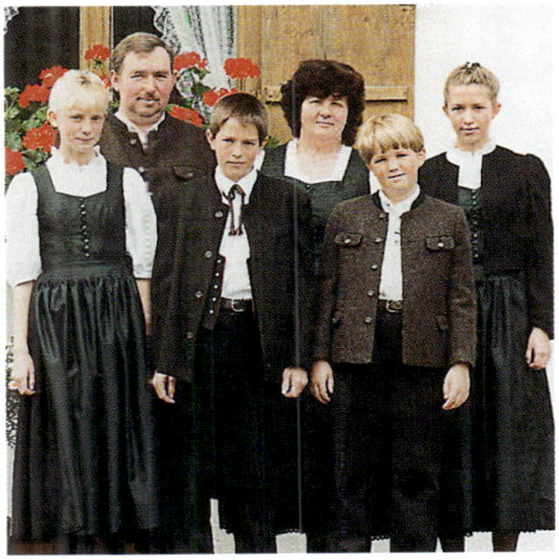

Homöopathie als Familien-Medikament: Familie Reiß schwört aus Erfahrung auf die heilende Wirkung der homöopathischen Medizin

Bertha Reiß lebt mit ihrem Mann und vier Kindern im ländlichen Bereich. Ihr Mann ist Schreiner, nebenbei führen sie gemeinsam noch eine eigene kleine Landwirtschaft. Sie ist seit langem eine eingeschworene Verfechterin der Homöopathie, für sich selbst und für die ganze Familie. **Die viel beschäftigte Frau kam schon früh über die ortsansässige Hausärztin zur Homöopathie. Besonders gefällt ihr daran, „dass sie schnell und durchgreifend hilft. Auch ist sie vom Behandlungsgespräch ab sehr zeitsparend."**

Ihr Mann konnte durch die Einnahme von Globuli eine drohende Mandeloperation vermeiden. Bertha Reiß selbst litt stark unter Migräne – seit über zehn Jahren ist sie beschwerdefrei.

„Seit ich denken kann, habe ich für mich und meine Familie homöopathische Arzneimittel genommen; die helfen immer." Außerdem ist sie als Landfrau mit Tees und überlieferten naturheilkundlichen Rezepten und Behandlungsmethoden vertraut. Alle ihre Kinder wurden von Geburt an nur homöopathisch behandelt.

Globuli – auch gegen die Angst im Schwimmbecken

Als Neunjährige bekam Marianne Reiß Angstzustände vor der Schule, insbesondere vor dem Sportunterricht. Im Schwimmbecken stand fast ausschließlich Tauchen auf dem Plan. Davor hatte Marianne so große Angst, dass sie schon am Morgen von Brechreiz, Übelkeit und Würgen geplagt war.

Der homöopathisch behandelnde Kinderarzt brachte die Beschwerden auf einen einfachen Nenner: „Die Schule kotzt sie an." Nur einmal bekam Marianne die kleinen Kügelchen und die Angst vor dem Sportunterricht blieb seitdem weg.

Die Haare wuchsen wieder nach

Elisabeth Reiß war acht Jahre alt, als sie an einer schweren Grippe erkrankte. Nach kurzer Zeit begannen ihr die Haare extrem auszufallen. Die wenigen dünnen Haare, die noch blieben, konnten kaum die handflächengroßen kahlen Stellen am Hinterkopf verdecken. Auch die Lehrer machen sich Sorgen. Mutter Reiß wird in die Schule geladen: Der Zustand der Haare ihrer Tochter sei peinlich; sie möge etwas unternehmen. Die Nachbarn raten: „Kauf dem Kind doch eine Perücke"!

Konzentrationsstörungen sind mit Hilfe der Globuli kein Problem mehr.

Wieder hilft der Kinderarzt. Sechs Wochen nach Einnahme der homöopathischen Medizin wächst auf den kahlen Stellen der erste Flaum. Ein voller Haarwuchs nach etwa sechs Monaten lässt die schlimme Zeit bald vergessen.

Beschleunigte Heilung nach Knochenbruch

Johannes Reiß war knapp zehn Jahre alt, als er beim Klettern vom Baum auf den Randstein der Straße fiel. Er hatte sich einen komplizierten Lendenwirbelbruch zugezogen. Auch Elle und Speiche eines Armes waren gebrochen. Dank Homöopathie kam es zu einer beschleunigten Knochenheilung. Anschließende Konzentrationsstörungen in der Schule waren mit Hilfe der Globuli ebenfalls bald kein Problem mehr.

Derzeit wird Johannes wegen einer Sprachstörung erfolgreich homöopathisch behandelt. Johannes nennt es „Hängenbleiben" (Stottern).

Homöopathie stoppt Schlafwandler

Als Zehnjähriger stand Markus Reiß nachts immer wieder auf, ohne es selbst zu merken. Er knipste überall das Licht an, geisterte im Haus umher. Regelmäßig wanderte er von Zimmer zu Zimmer und am nächsten Morgen fragte er dann die Geschwister „War ich etwa wieder unterwegs?" Es war ihm sichtlich peinlich.

Das nächtliche Schlafwandeln gipfelte in dem Versuch, das Rasierwasser seines Vaters zu trinken. Im letzten Moment konnte er zurückgehalten werden. Auch Markus wurde homöopathisch behandelt. Schon von der zweiten Behandlungswoche an waren die Symptome am Abklingen.

Herzinfarkt und Lungenentzündung: Homöopathie brachte die Heilung

Der gelernte Maschinenbaumeister Thomas Hanselmann ist im Außenhandel tätig. Er lebt mit seiner Frau und zwei Kindern in Gelnhausen. Mit 35 Jahren ereilte ihn ein stiller Herzinfarkt. Von da ab krempelte er sein Leben um – mit Hilfe eines homöopathischen Arztes. Doch er will sich nicht nur auf die Homöopathie festlegen. Weil er weiterhin zwischen Homöopath und Hausarzt hin- und herpendelt, bezeichnet er sich als „ungläubiger Thomas".

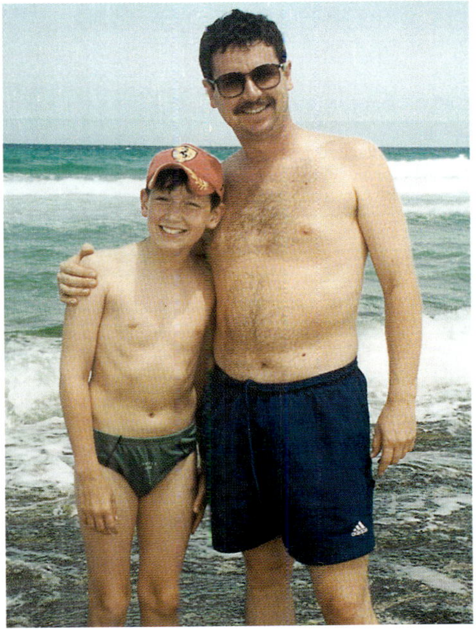

Thomas Hanselmann erlitt mit 35 einen stillen Herzinfarkt. Danach räumte er in seinem Leben auf: mit Homöopathie

Herzinfarkt mit 35 – der Anfang vom Ende? Existenzangst, Arbeitsplatzwechsel, eine stressige Außendiensttätigkeit mit hohem Erfolgsdruck: All das hatte Thomas Hanselmann viele schlaflose Nächte bereitet. Sein junges Herz war bald überlastet.

1997, bei einer Routineuntersuchung vor Antritt des neuen Arbeitsplatzes, stellte sich heraus: das war ein stiller Herzinfarkt. Nach dem EKG wurde Thomas Hanselmann ins ambulante Herzzentrum überwiesen – zum Herzkathetern. Doch er hörte auf seine Frau und ging erst einmal zum Homöopathen (Prof. Köster). „Der hat sich richtig Zeit genommen, eine Stunde lang, das hat mir imponiert. Aber dann bekam ich nur ein Kügelchen!" (Thuja C 1000). Als „ungläubiger Thomas" ging er zwischendurch alle zwei Wochen zu seinem Hausarzt, nach sechs Wochen dann nochmal zu Prof. Köster. Wieder bekam er nur ein Kügelchen.

Als er nach drei Monaten mit dem neuen EKG-Befund zum Hausarzt ging, fragte der ihn: „Was fehlt Ihnen eigentlich?" Mittlerweile hatte nämlich eine kleine Ader die Funktion eines natürlichen Bypasses übernommen. „Nicht unüblich, aber nahezu unwahrscheinlich in der kurzen Zeitspanne", so die Einschätzung des Hausarztes.

Eine beklemmende Situation – dann kam die Wende

Jetzt stellte sich die Frage nach dem „Woher und Warum des stillen Infarkts?". Es galt das „Übel" an der Wurzel zu packen. Um an diese tiefere Ebene zu gelangen, griff der Homöopath zur Hochpotenz: Natrium Chloratum C 10 000. Die Ehefrau weihte er ein und bat sie, etwa fünf bis sechs Wochen lang ein wachsames Auge auf ihren Mann zu werfen.

Der hat sich richtig Zeit genommen, eine Stunde lang, das hat mir imponiert.

Im Nachhinein sagt Thomas Hanselmann: „Natrium Chloratum – bitte nie wieder!"

Was war geschehen? Etwa zweieinhalb Wochen nach der Gabe des homöopathischen Mittels trat die Reaktion ein. Als Thomas Hanselmann von der Arbeit nach Hause kam, fühlte er sich ganz eigenartig. Urplötzlich überkamen ihn beklemmende Gefühle. „Keine Ängste, aber komische Gefühle." Er drückte seine Kinder an sich, nahm seine Frau in den Arm, setzte sich an seinen Schreibtisch und verfasste ein kurzes Testament.

Es war Mitte der Woche, also malte er sich seine Beerdigung für das Wochenende aus. Da könnten dann ja eine Menge Leute kommen.

„Ich hatte mit dem Leben abgeschlossen, legte mich ins Bett, hielt mit meiner Frau noch eine halbe Stunde Händchen und schlief friedlich ein. Doch wider Erwarten bin ich am nächsten Morgen aufgewacht!"

Dieser Abend war der Wendepunkt. Von da an war das Leben lokkerer für ihn. Die Ängste, auch die vor dem Sterben, waren so gut wie weg. Der Homöopath hatte diese Entwicklung erwartet und aus Sicht des Hausarztes war alles in Ordnung.

Dieser Abend war der Wendepunkt. Jetzt ist das Leben lockerer für ihn.

Anfang Januar 2000 kam ein neues Problem: Lungenentzündung. Beide Lungenflügel waren vereitert und Thomas Hanselmann plagten rasende Kopfschmerzen. Professor Köster behandelte ihn mit Globuli (Kalium Carbonicum C 1000). Erstmals rührte der Patient die verordneten Antibiotika nicht an. Sechs Tage danach war er fit, weitere sechs Tage später arbeitete er bereits wieder.

Kommentar von Professor Köster zum Thema Lungenentzündung:

„Ich erlebe es immer wieder, dass sich eine Lungenentzündung homöopathisch und sanft heilen lässt. Wenn man lange genug Homöopathie betreibt, weiß man, dass auch schwere Krankheiten homöopathisch gut, oft sogar besser als mit der chemischen Keule, bewältigt werden können. Aber man muss seine Grenzen kennen."

Steife Gelenke wurden beweglich – Schwellungen und Schmerzen haben nachgelassen

Rosa-Maria Felsmannn leitete bis zu ihrer Erkrankung eine Gaststätte und betreute 10 Häuser als Hausmeisterin. Sie ist verheiratet und hat eine Tochter.

Nach einer Venenoperation und einer Hallux-OP (Hallux = großer Zeh) im Jahr 1996, die eigentlich gut verlaufen war, begann Rosa-Maria Felsmanns Leidensweg. Bis dahin hatte die tatkräftige Frau voll im Berufsleben gestanden.

Das Laufen fiel ihr schwer und die Finger waren immer steifer geworden.

Das war dann vorbei, denn nach sechs Wochen auf Krücken traten nun starke Schmerzen an Handgelenken und Füßen auf. Nicht nur das: Gelenke und Gesicht schwollen an, und die reißenden Schmerzen breiteten sich im ganzen Körper aus. Mit der niederschmetternden Diagnose „Arthrose und Rheumatismus" wurde sie 1997 in eine Rheumaklinik eingewiesen. Die Schmerzen waren jetzt fast unerträglich. Das Laufen fiel ihr schwer und die Finger waren immer steifer geworden. Drei Wochen Behandlung in der Klinik änderten an ihrem Zustand nichts. „Ich bin dort auf Herz und Nieren geprüft worden." Schließlich wurde sie als arbeitsunfähig entlassen und in den Vorruhestand versetzt.

Endlich neue Freude am Leben

Das war der Zeitpunkt, als ihre Tochter sie zu einem Besuch beim Homöopathen überreden konnte. Dort behandelte man sie mit Globuli. Seitdem ging es endlich wieder bergauf: Ab und zu ein kleines Ziehen; ansonsten haben die Schwellungen und Schmerzen nachgelassen. Auch die Gelenke wurden von Tag zu Tag beweglicher. Heute kann sie fast wieder normal laufen und vor allem wieder gut schlafen. Auch wenn die Gelenke noch ein bisschen schwach sind, geht sie bereits wieder einmal in der Woche zum Kegeln.

Besonders glücklich ist Rosa-Maria Felsmann heute darüber, dass sie keine anderen Medikamente einnehmen muss. Sie will auch weiterhin der Homöopathie treu bleiben. „Mir wurde ein Weisheitszahn entfernt, die Operation dauerte über eine Stunde. Danach gab man mir Schmerzmittel, die ich aber nicht einnahm. Ich vertraute auf Arnika und dieses Mittel hat mir sehr geholfen. Ich will keine Chemokeulen mehr. Homöopathie heißt aber auch Geduld haben. Oft genug war ich verzweifelt, dass keine Besserung eintrat. Aber das Warten auf Heilung hat sich gelohnt. Heute kann ich wieder am Leben teilnehmen."

Kommentar von Professor Köster zum Thema Rheuma bei Rosa-Maria Felsmann:

„Frau Felsmann hat zwei schwere Krankheiten gehabt, von denen nur das Rheuma als Restzustand noch vorhanden ist. Wenn ich höre, was für Schmerzen sie ausgehalten hat, weiß ich, was ich ihr als schulmedizinischer Arzt für nebenwirkungsreiche Pillen hätte geben müssen. Nun ist sie aber homöopathisch behandelt worden, und ihr Allgemeinzustand ist gut. Das ist das, was Homöopathie kennzeichnet: Heilen des ganzen Patienten, nicht nur ein Rheumamittel für die Gelenke, nachfolgend Magenbeschwerden und dann zusätzlich ein Magenmittel. In der Homöopathie geht es um die Behandlung des Lebendigen, nicht um die Behandlung von chemischen Funktionen. Das spüren Kranke sehr wohltuend. Und wer einmal auf der homöopathischen Schiene gefahren ist, der verlässt sie meist nicht mehr."

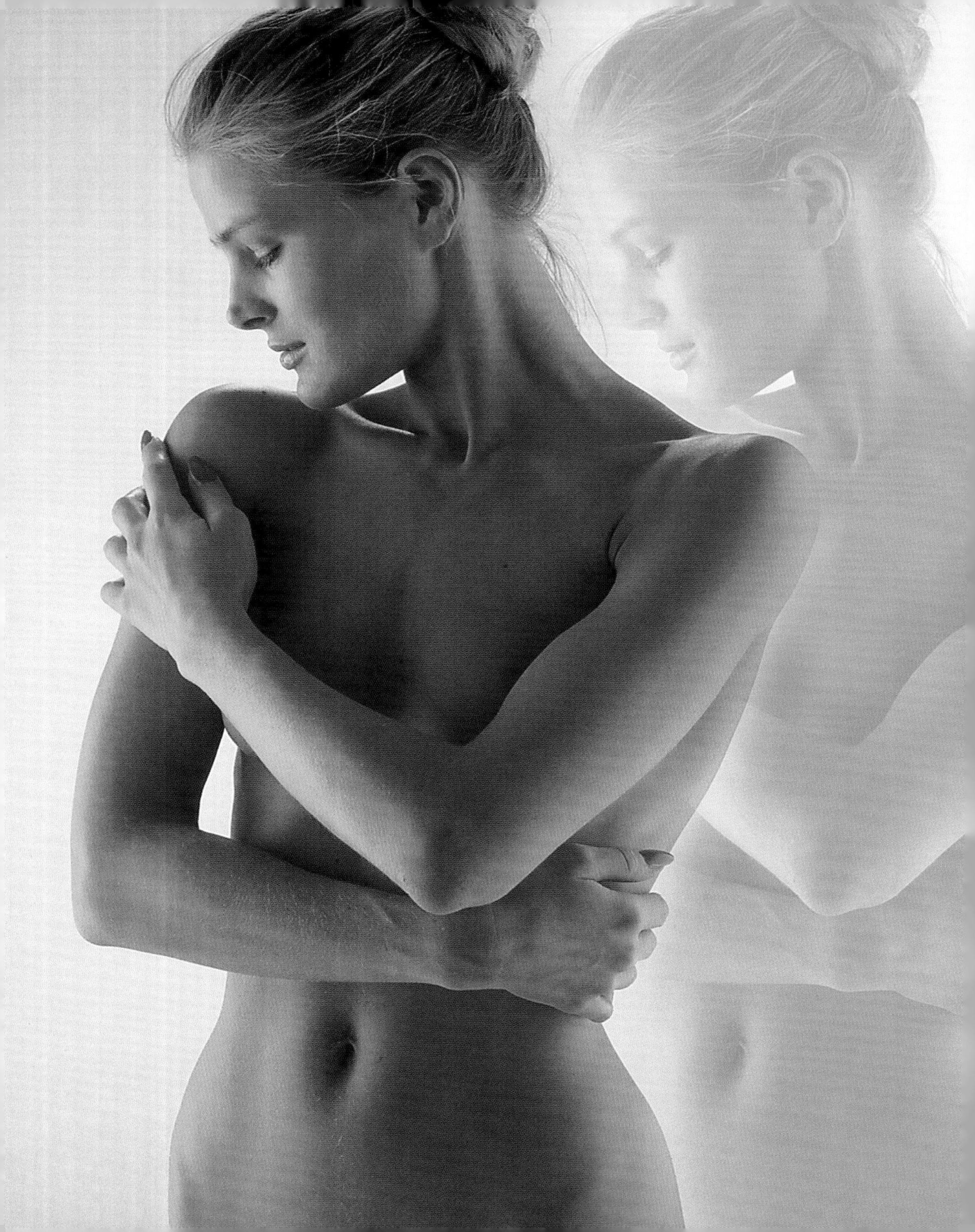

4. KAPITEL

Heilfasten

Ein Jungbrunnen für Körper, Geist und Seele

Das Wort Fasten leitet sich vom germanischen „fest" her. Gemeint ist damit das „Festhalten" an Fastengebote – ein freiwilliger Verzicht auf feste Nahrungs- und Genussmittel für eine begrenzte Zeit. Menschen, die fasten, fühlen sich anschließend meist sehr wohl in ihrer Haut. Der Grund: Nicht nur der Körper wird von Schlackenstoffen befreit, sondern auch der Seele können „neue Flügel" wachsen. Denn neben der körperlichen Reinigung ist Fasten eine Methode, die uns hilft, uns auf uns selbst zu besinnen

In diesem Kapitel: • Dr. med. Rüdiger Dahlke: Fasten – ein Reinigungsritual • Heilfasten regenerierte die geschädigte Leber • Übergewicht, Rheuma und hoher Blutdruck – die Mayr-Kur hat geholfen • Dank Fastenwanderung zu neuer Vitalität • Endlich von Ängsten und Morbus Crohn befreit • Schauspielerin Annemarie Wendl – Fasten für die schlanke Linie

Experte Dr. Rüdiger Dahlke, Arzt:

Fasten - ein Reinigungsritual

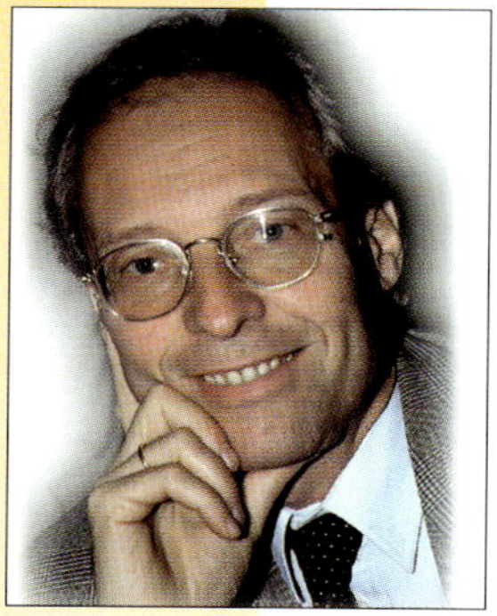

Dr. Rüdiger Dahlke ist einer der bekanntesten „Alternativmediziner" in Deutschland.

Er ist bundesweit in Sachen Gesundheit mit Vorträgen und Seminaren unterwegs, hat viele Bücher veröffentlicht und betreibt in Johanniskirchen bei Passau ein eigenes Gesundheitszentrum. Die Zahl der Patienten, denen Dr. Dahlke helfen konnte, spricht für sich. Seit mehr als 20 Jahren bietet er auch Fastenkurse an.

„Richtig" fasten – mit Darmreinigung und viel Flüssigkeit

Er selbst lernte das Fasten und Meditieren vor 30 Jahren in Indien kennen. Doch die ersten eigenen Fastenversuche wertet er rückblickend eher als unbeholfen. Dahlke fastete oft, legte allerdings damals noch nicht genug Wert auf die Darmreinigung. Auch trank er während des Fastens zu wenig und hielt die Aufbautage danach nicht richtig ein. Erst als er das Fasten nach Buchinger entdeckte, lernte er, wie man „richtig" fastet. Jetzt wurden seine Erfahrungen damit auch immer positiver.

Fasten schärft die Sinne

„Sogar jemand wie ich, der eigentlich nicht hochgradig sensitiv ist, wurde immer feinfühliger", berichtet er. Ich habe auch in der Bibel über das Fasten nachgelesen und einmal die klassischen 40 Tage gefastet. Wenn jemand betet und fastet wie in den heiligen Schriften, erschließt er sich neuen Ebenen."

Das Fasten veränderte seine Wahrnehmung, sein Verhalten und seine Weltsicht. Der Bezug zur Natur wurde stärker, das Lebenstempo veränderte sich: „Beim Fasten werde ich ruhiger, langsamer, einfühlsamer."

Heilfasten ist heute eine der Säulen seines Gesundheitskonzeptes. „Wer gesund ist, kann es ruhig einmal probieren", empfiehlt Dr. Dahlke. „Allerdings sollten es nicht mehr als acht Tage am Stück sein. Den Weg muss jeder selbst finden. Neben einer Menge Literatur bieten etwa auch Volkshochschulen oder christliche Gemeinden entsprechende Kurse und Seminare an.

Ich würde für den Anfang Fasten nach Buchinger empfehlen, weil das am unkompliziertesten ist. Wer dabei etwas essen will, dem sei die Fastenkur nach Mayr empfohlen. Falsch machen kann man dabei kaum etwas. Wichtig ist nur, viel Zeit und Ruhe mitzubringen, sich ein schönes Umfeld zu suchen, sich viel zu bewegen und viel zu trinken."

Doch wer alleine fastet, hat oft große Schwierigkeiten, die Fastenkrise zu überwinden. Dr. Dahlke meint dazu: „Die Fastenkrise ereilt jeden, das ist ganz normal. Deshalb ist es besser, zumindest das erste Mal in der Gruppe zu fasten, weil einem da geholfen wird, den inneren Schweinehund zu überwinden und trotz der Krise weiterzumachen. Das schaffen viele alleine nicht."

Fasten weist den Weg zum inneren Arzt

Seiner Meinung nach ist Fasten nicht einfach Nulldiät, sondern bedeutet aktive Verantwortung. Und Eigenverantwortung zählt für Dr. Dahlke zu einer der wichtigsten Voraussetzungen für den Heilungsprozess. **Denn „heilen muss der Körper sich selbst. Wenn Kranke fasten, können sie oft sehr gut den Grund für ihre Krankheit erkennen. Über den Körper kann ein kranker Mensch auch den Zugang zu seinem ‚inneren Arzt' finden und sich selbst bei der Heilung helfen."**

Für Dr. Rüdiger Dahlke ist der Nutzen des Fastens völlig klar: „Fasten ist ein einfacher und wirksamer Weg zum inneren Arzt und sicher die gängigste Entgiftungsmethode, mild und sehr wirkungsvoll." Allerdings warnt er davor, Fasten und Abnehmen gleichzusetzen. Beim Fasten handle es sich um ein Reinigungsritual für Körper, Geist und Seele: „Es reicht nicht, wenn die Hosen weiter werden – auch das Bewusstsein muss weiter werden."

Heilfasten regenerierte die geschädigte Leber

Karl-Heinz Mimietz kommt aus der ehemaligen DDR. Bereits während seines Studiums zum Textilingenieur hatte er häufig Kopfschmerzen. Bald führte er immer Schmerztabletten mit sich und nahm sie zur Prophylaxe recht großzügig ein. Über eventuelle Risiken, Nebenwirkungen oder die Gefahren einer Überdosierung machte er sich keine Gedanken.

Lebervergiftung durch Schmerztabletten

Zum Ende seines Studiums wurde bei Karl-Heinz Mimietz eine Phenacetin-Vergiftung diagnostiziert, die auf die übermäßige Einnahme der Tabletten zurückzuführen war. Außerdem war eine toxische Hepatose, eine Lebervergiftung, entstanden. Die Behandlung der Hepatose war erfolgreich, doch es blieben Spuren in der Leber zurück.

Er fühlte sich zunehmend elend: Nachts hatte er Alpträume, wachte oft schweißgebadet auf.

Karl-Heinz Mimietz begann für ein Textilunternehmen zu arbeiten und machte Karriere – bis zum Abteilungsleiter. Er reiste zu dieser Zeit viel, besuchte Messen und achtete weder auf seine Ernährung noch auf einen zurückhaltenden Alkoholkonsum. Anfang der 90er Jahre, er war mittlerweile verheiratet und zweifacher Familienvater, fühlte er sich zunehmend elend: Nachts hatte er Alpträume, wachte oft schweißgebadet auf. Er litt unter Magenblutungen und Krampfadern in der Speiseröhre. Auch Nierensteine wurden festgestellt.

Keine Zeit für die Gesundheit

Der Fall der Mauer bedeutete auch das Ende der Firma, für die Karl-Heinz Mimietz gearbeitet hatte. Er war inzwischen Anfang 50 und machte sich keine Illusionen über seine Chancen auf dem Arbeitsmarkt. Also übernahm er kurzerhand die Restbestände der Firma und verkaufte die Ware auf Marktständen. Vom Erlös erstand er eine kleine Boutique, die er dann mit seiner Frau zusammen betrieb. Zeit, sich um seine Krankheit zu kümmern, fand er damals keine.

1997 dann der Schock: Die Ärzte erklärten Karl-Heinz Mimietz, dass seine Leberzirrhose nicht mehr therapierbar sei. Die Situation sah alles andere als gut aus. Für eine Spenderleber war sein Name viel zu weit unten auf der Warteliste. Es gab auch keine Hoffnung auf eine Teil-Leber-Transplantation. Der Allgemeinzustand des Patienten war zu schlecht.

Frau Mimietz interessierte sich schon seit geraumer Zeit für die Bücher von Rüdiger Dahlke und Thorwald Dethlefsen, doch sie konnte ihren Ehemann zunächst nicht für diese Ideen begeistern. Angesichts seiner offenbar aussichtslosen Lage war Karl-Heinz Mimietz aber dann doch bereit, eine Therapie in Johanniskirchen zu machen. Sein Sohn nutzte die Gunst der Stunde und fuhr den Vater zu Dr. Rüdiger Dahlke. Dort konnte er aber nur in einem spartanischen Quartier im benachbarten Bauernhof untergebracht werden. Karl-Heinz Mimietz begehrte noch einmal auf, ließ sich aber trotzdem auf Dr. Dahlkes Therapieprogramm ein.

Er konnte plötzlich über seinen Seelenzustand reden und auch wieder richtig durchschlafen. Jeden Tag radelte er 50 Kilometer, so wohl fühlte er sich.

Und die Leber funktionierte wieder

Karl-Heinz Mimietz konnte es kaum fassen, aber das Fasten machte einen ganz neuen Menschen aus ihm. Er vermisste weder Zigaretten noch Alkohol und auch nicht das Fernsehen. Außerdem lernte er, über seine Gefühle zu sprechen. Er konnte plötzlich über seinen Seelenzustand reden und auch wieder richtig durchschlafen. Jeden Tag radelte er 50 Kilometer, so wohl fühlte er sich. Aus den ursprünglich geplanten 18 Tagen wurden 22 Fasten-Tage.

Karl-Heinz Mimietz fühlte sich gesund. Seine Nierensteine verlor er auf schmerzlose Art. Zurück in Berlin wurde seine Niere noch einmal untersucht. Die lästigen Fremdobjekte waren alle verschwunden. Bei einer weiteren Untersuchung wurde festgestellt, dass sich die Krampfadern in der Speiseröhre wieder geschlossen hatten.

Die Leber ist zwar auch heute noch in den Bereichen, in denen Entzündungen vorlagen, geschädigt. Doch der andere, noch gesunde Teil funktioniert umso besser. Die Ärzte sind überrascht, wie schnell die Leberzirrhose gestoppt werden konnte. Karl-Heinz Mimietz braucht heute auch keine Tabletten mehr.

Übergewicht, Rheuma und hoher Blutdruck – die Mayr-Kur hat geholfen

Elisabeth Zettler ist stolz auf sich. Dazu hat sie auch allen Grund, denn die dreifache Mutter hat es mit Heilfasten geschafft, ganze elf Kilo abzunehmen. Noch zwei Monate vor der Fastenkur brachte die Rentnerin aus Memmingen stattliche 94 Kilo auf die Waage – und das bei einer Körpergröße von nur 1,64 Metern.

Als ihr Mann vor einigen Jahren an Lungenkrebs starb, entschloss sich Elisabeth Zettler dazu, das Rauchen aufzugeben. Das hatte dann leider einen rapiden Gewichtsanstieg zur Folge.

„Langsam bin ich immer dicker geworden. Es war wahrscheinlich auch Kummerspeck, was ich mir angegessen habe. Wenn es mir nicht gut ging, habe ich einfach alles in mich hineingestopft." Jedes Jahr probierte Elisabeth Zettler eine andere Diät aus, doch jedes Mal ohne anhaltenden Erfolg: „Nach der Diät hatte ich dann schnell noch ein paar Kilo mehr drauf als vorher."

Hoher Blutdruck, Übergewicht und dann die Herzattacke

Elisabeth Zettler hatte allerdings nicht nur Gewichtsprobleme, sondern litt auch seit 30 Jahren unter hohem Blutdruck (200/110). Hinzu kamen rheumatische Beschwerden. Am Neujahrstag 1995 erlitt Elisabeth Zettler eine Herzattacke: „Ich hatte Atemnot und blaue Lippen. Mein ganzer Oberkörper zog sich plötzlich krampfartig zusammen." Der Arzt riet ihr, für sechs Wochen in die „Allgäu-Klinik" nach Hindelang zum Fasten zu gehen, um überflüssige Pfunde loszuwerden und damit auch das Risiko eines Herzinfarktes zu mindern.

Aus Angst vor einer Fastenkur weigerte sich Elisabeth Zettler zunächst, in die Klinik zu gehen. Doch nachdem ihr ihre Söhne gut zugeredet hatten, fand sie den Mut, die Kur anzutreten. Es war ihr erster Aufenthalt in einer Fasten-Klinik.

Die ersten zwei Wochen erhielt sie Vitalkost und bewegte sich viel. Die darauf folgenden drei Wochen standen ganz im Zeichen der so genannten Mayr-Kur: „Die ersten drei Tage gab es nur Tee und Mineralwasser, danach morgens eine Vollkornsemmel mit einer Tasse Milch. Jeden Bissen sollte man 25 Mal kauen. Mittags bekam ich wieder eine Semmel, abends einen Teelöffel Honig, 3 Tassen Tee und ein Schnittchen Orange. Aber, so wenig sich das anhört: Mir hat es gereicht. Ich hatte weder Hunger noch Gelüste auf Süßigkeiten, obwohl am Tisch immer ein Mann neben mir saß, der essen durfte. Vielleicht hat es mir deshalb nichts ausgemacht, weil ich wirklich durchhalten wollte", berichtet Elisabeth Zettler. In der letzten Woche der Fastenkur wurde ihr Speiseplan langsam wieder umgestellt. Sie bekam Suppe, Knäckebrot und eine Scheibe Käse dazu.

Die ersten zwei Wochen erhielt sie Vitalkost und bewegte sich viel.

Ein toller Erfolg: der Blutdruck sank, die Schmerzen waren weg und die zu vielen Pfunde auch

Trotz ihrer anfänglichen Bedenken ist Elisabeth Zettler von der Fastenkur mittlerweile vollauf begeistert. Stolz erzählt sie:

„Ich habe elf Kilo abgenommen und wiege jetzt nur noch 83 Kilo! Dieses Heilfasten ist wirklich einmalig. Mein Blutdruck ist – auch durch den wöchentlichen Aderlass – runtergegangen auf 140 zu 70. Das ist ein ganz normaler Wert. Vorher konnte ich keine Treppe hochsteigen ohne Atemprobleme zu bekommen, jetzt ist das für mich kein Problem. Und ich brauche keine Rheumamittel mehr, keine einzige Tablette. Die Schmerzen sind weg. Ich möchte anderen Mut machen, den selben Weg zu gehen."

Elisabeth Zettler will ihr Gewicht weiter reduzieren und bewusster essen. Fleisch und Wurst will sie durch Gemüse und Kartoffeln ersetzen. Der Aufenthalt in der Fasten-Klinik hat ihr so gut gefallen, dass sie gleich nach ihrer „Entlassung" beschloss, im darauf folgenden Jahr anstatt in den Urlaub wieder nach Hindelang in die „Allgäu-Klinik" zu fahren.

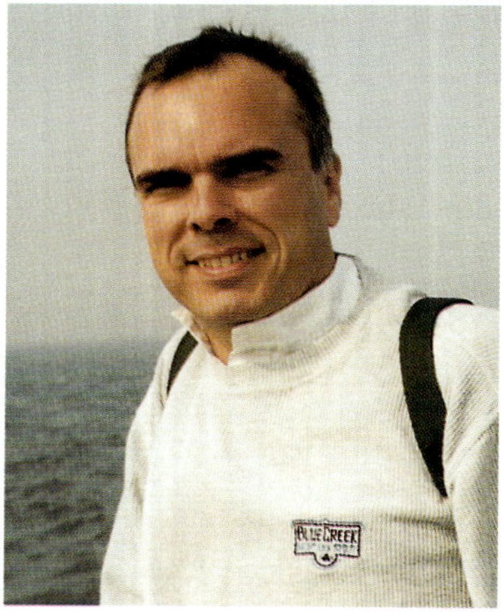

Sportjournalist Jörg Niemeyer hat nach der Fastenwanderung sein Ernährungsprogramm umgestellt

Dank Fastenwanderung zu neuer Vitalität

Jörg Niemeyer ist Sportjournalist und arbeitet für den Westkurier. Früher spielte er Handball, heute gelegentlich Badminton und Squash. Außerdem ist er ein begeisterter Wanderer. Seit der Trennung von seiner Frau führt er seinen eigenen Single-Haushalt.

Jörg Niemeyer ist kein Gesundheitsapostel und er wird es, meint er schmunzelnd, wohl auch nie sein. Heilfasten, also sieben Tage nichts essen, war für ihn zunächst unvorstellbar. Zum Fasten sei er wie die „Jungfrau zum Kinde" gekommen.

Ein Bericht im Fernsehen machte ihn neugierig

Es war 1997, als er im Fernsehen im Regionalprogramm einen Beitrag über eine Fasten-Wanderung auf Rügen sah. Das weckte sein Interesse. Da noch Teilnehmer gesucht wurden, entschloss er sich spontan zum Mitmachen. Auch diesmal sollte die Fasten-Wanderung wieder von einem Kamerateam dokumentiert werden. **Erst als die Gruppe beim letzten Vorgespräch zusammensaß, begriff er, was da auf ihn zukam. Der Gedanke, einfach nichts mehr essen zu dürfen, machte ihn nervös. Doch er hatte sich einen Ausweg offen gelassen. Falls der Hunger zu groß werden sollte, würde er einfach abbrechen.**

Bittersalz und nichts zu essen – doch körperlich trotzdem voll aktiv

Am Anreisetag trank jeder Teilnehmer zunächst Bittersalz, was man – nach Jörg Niemeyers Aussage – mehr oder weniger gut hinunterbekommt. Am kommenden Morgen blieb zu seinem Erstaunen das Hungergefühl einfach aus. Alle trafen sich zum Tee- und Saftfrühstück. Feste Nahrung nahm keiner zu sich. Im Anschluss an dieses „Light-Frühstück" wanderte man los. Als später am Tag noch eine Fahrradtour unternommen wurde, machte sich das entgangene Frühstück allerdings deutlich bemerkbar. „Während der Tour waren wir alle geschlossen platt. Ich hatte das Gefühl, ich kann keinen Meter mehr fahren", erklärt Jörg Niemeyer. Die Gruppe kehrte später noch in einem Wirtshaus ein. Obwohl alle nur etwas tranken und nichts aßen, kam dort die gute Laune wieder. Am Abend waren alle ganz stolz. Sie hatten das Gefühl, wirklich etwas geleistet zu haben.

Am nächsten Morgen gab es für jeden fünf Tassen heißes Wasser. Hätte irgendjemand Jörg Niemeyer vor dem Fasten-Wandern gesagt, dass sein Frühstück einmal aus fünf Tassen Wasser bestehen werde, hätte er ihn wahrscheinlich ausgelacht. Später gab es noch frisch gepressten Frucht- und Gemüsesaft.

Obwohl alle nur etwas tranken und nichts aßen, kam die gute Laune wieder. Am Abend waren alle ganz stolz.

Auch der Einlauf gehört dazu

Zum Programm gehörte auch der tägliche Einlauf. Jörg Niemeyer meint: „Die Vorstellung war schon komisch – eine urige Prozedur. Ich wusste auch nicht, dass man zwei Liter Wasser in einen Darm einführen kann. Da sind so richtig die letzten Reste rausgeholt worden. Einlauf – das kennt man ja nur aus derben Späßen." Aber bereits nach dem zweiten Mal kam ihm diese Prozedur völlig normal vor.

Langweilig wurde es nie – den ganzen Tag über hatten die Teilnehmer der Fasten-Wanderung etwas zu tun: Volles Programm von morgens bis abends, sogar schon vor dem Frühstück. Der Tag begann mit dem Einlauf, danach folgten Wandern, Radfahren, Gymnastik, Meditation und Sauna. Jeden zweiten Tag wurde ein Leberwickel aufgelegt – die Leber hat mit der Entgiftung beim Fasten viel zu tun und braucht Unterstützung.

Zeit für private Angelegenheiten blieb bei einem solchen Tagesprogramm nicht. Jörg Niemeyer hatte sich eigentlich vorgenommen, seine Erlebnisse in seinem Tagebuch zu dokumentieren, doch dazu kam er nicht.

Jeder weitere Fastentag wurde zu einem persönlichen Rekord. Das Essen, so empfand es Jörg Niemeyer, wurde irgendwann nebensächlich. „Wir sind durch Orte gekommen, in denen Fressbuden standen. Ich konnte da neben dem geräucherten Fisch stehen – und mir ist nicht das Wasser im Mund zusammengelaufen." Jörg Niemeyer genoss die Zeit. Er sei zwar nicht in Euphorie geraten, doch habe er sich einfach wohl gefühlt und sei ganz bei sich gewesen. „Man muss sich ganz bewusst auf das Fasten einlassen", meint er voller Überzeugung.

Noch nie hat ein Apfel so gut geschmeckt

Diese positive Erfahrung nahm der Sportjournalist zum Anlass, seine Essgewohnheiten gründlich zu ändern.

Auf den Apfel am Ende der Fastenzeit freute er sich schon einige Tage zuvor. Jörg Niemeyer hat das „Fastenbrechen" noch gut in Erinnerung. Als er in den Apfel biss, merkte er, dass sich nicht nur der Geruchssinn, sondern auch der Geschmackssinn verändert hatte. „So gut hat mir noch kein Apfel in meinem ganzen Leben geschmeckt", erzählt er mit strahlenden Augen. Der Moment des Fastenbrechens wurde auch von der Kamera festgehalten, so dass die Teilnehmer noch im Nachhinein ihre verzückten Mienen beim Apfelessen bewundern konnten.

Wieder zurück im Alltag merkte Jörg Niemeyer, dass sich die Fasten-Wanderung deutlich positiv auf sein Leben ausgewirkt hatte. Er spürte, dass er viel belastbarer, viel leistungsfähiger war.

Diese positive Erfahrung nahm der Sportjournalist zum Anlass, seine Essgewohnheiten gründlich zu ändern. Der allmorgendliche Kaffee wurde ebenso vom Speiseplan gestrichen wie das Brötchen. Stattdessen gab es von nun an viel frisches Obst. Auch mit seinem Hunger geht Jörg Niemeyer heute ganz anders um. Er lässt sich vom Hunger nicht mehr das Essen diktieren. „Der Geist hat, wenn man so will, über das Fleisch gesiegt."

Auf Grund seiner guten Erfahrungen kann er die Fastengruppe nur weiterempfehlen. „Zu Hause hätte ich bestimmt abgebrochen und mich um dieses Erlebnis gebracht. Und das möchte ich nicht mehr missen!"

Endlich von Ängsten und Morbus Crohn befreit

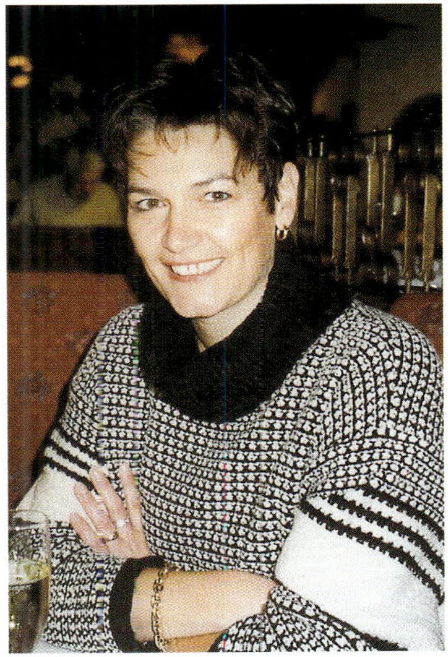

Großer Erfolg für die Sozialarbeiterin Cornelia Heinemann: Ein umfangreiches Fastenprogramm in einer Klinik heilte sie von Ängsten und Morbus Crohn

Die Diplom-Sozialarbeiterin Cornelia Heinemann lebt in Rottweil und hat einen erwachsenen Sohn. Auch sie hat mit Heilfasten sehr positive Erfahrungen gemacht.

Cornelia Heinemanns Krankengeschichte fing scheinbar harmlos an. Als sie 1978 Verdauungsprobleme bekam, nahm sie diese anfangs gar nicht ernst. Ganz im Gegenteil: Sie freute sich sogar darüber, dass sie essen konnte, ohne zuzunehmen.

Bei dem gelegentlich auftretenden Durchfall dachte sie nie an eine Krankheit, sondern führte ihn auf ihren Studienstress zurück. Doch im Laufe der nächsten zwei Jahre wurden die Beschwerden immer schlimmer. Stress allein kam als Ursache nicht mehr in Frage.

Durchschnittlich 20 Mal am Tag saß sie damals mit Durchfall auf der Toilette. Cornelia Heinemann konnte kaum noch aus dem Haus gehen. Der Arzt, den sie schließlich aufsuchte, diagnostizierte Morbus Crohn, eine entzündliche Darmerkrankung. Sie wurde mit Cortison behandelt, doch die Probleme blieben. Die Ärzte bereiteten ihre Patientin darauf vor, dass sie eventuell irgendwann einen künstlichen Darmausgang benötige. Das war ein großer Schock für die junge Frau.

Die Sorge um den Sohn lässt sie durchhalten

Cornelia Heinemann befürchtete in dieser Phase vor allem, dass sie ihrer Mutterrolle nicht mehr gerecht werden könnte. Ihr ganzer Alltag war von

Morbus Crohn geprägt. Egal wohin sie ging, sie stellte immer zuerst sicher, dass eine Toilette in der Nähe war. Trotz aller Einschränkungen versuchte sie aber stets für ihren damals sechsjährigen Sohn da zu sein. Natürlich kreisten ihre Gedanken auch um die Krankheit. Wie sollte das alles weitergehen? In dieser Zeit hatte sie nur ein Ziel: durchzuhalten, bis ihr Sohn volljährig sein würde.

Doch im Laufe der nächsten zwei Jahre wurden die Beschwerden immer schlimmer. Stress allein kam als Ursache nicht mehr in Frage.

Heilfasten – nur zögernd zeigte sich der Hoffnungsschimmer

Ihre Mutter besaß damals schon Erfahrungen mit dem Heilfasten in einer Fastenklinik. Cornelia Heinemann zog dies zu diesem Zeitpunkt für sich nicht in Betracht.

Als sie 1983 selbst in klinischer Behandlung war, hörte sie erneut von den Erfolgen einer Fastenkur. Sie begann sich näher darüber zu informieren und schöpfte wieder Hoffnung. Von ihrem Entschluss, sich in einer Fastenklinik in stationäre Behandlung zu begeben, war ihr Hausarzt nicht besonders angetan. Er sah darin für seine Patientin keine Heilungsmöglichkeit.

Doch dann erfuhr sie von der Kurparkklinik in Überlingen am Bodensee. Jetzt ließ sie sich wirklich darauf ein. Die Ärzte dort bemerkten schnell, wie schwierig ihr Fall war. Mit Morbus Crohn-Patienten hatten sie an dieser Klinik noch keine Erfahrung. Cornelia Heinemanns Krankheit war in fortgeschrittenem Stadium, sie selbst wirkte sehr konfus.

Ein Traum offenbarte die erstaunliche Entwicklung

Cornelia Heinemann verbrachte insgesamt fünfeinhalb Wochen in der Klinik und durchlief eine 21-tägige Fastenkur. Am Anfang der Kur war sie sich nicht sicher, ob sie diese auch durchhalten würde. „Ich war auf ‚Essen-müssen' programmiert und hatte Angst, Hunger zu leiden." Doch plötzlich fiel es ihr überraschend leicht. Nur am 18. Tag übernahm sie sich beim Sport – da hat es sie „umgehauen". Glücklicherweise kam sie dann aber schnell wieder auf die Füße. Während ihres Aufenthaltes in der Klinik wurde ihr durch einen Traum überdeutlich klar, wie sehr das Fasten zu ihrer persönlichen Entwicklung beitrug.

„In meinem Traum war ich in einer Klinik. Um mich herum war alles weiß, es gab keine Fenster, aber das war nicht bedrohlich. Ich war in einer Zelle und wusste, hier gibt es viele Menschen wie mich. Es war eine Klinik, in der man geköpft wurde.

Schließlich war auch ich an der Reihe. Ich konnte meinen Kopf von innen sehen. Zwei Leute haben mich dann in einen anderen Raum geführt, wo viele neue Köpfe waren. Ich durfte mir einen aussuchen. Und genau das ist auch in der Realität passiert: Ich habe tatsächlich einen neuen Kopf bekommen. Früher war ich eine ängstliche, unsichere Frau – nach dem Fasten habe ich endlich Zutrauen zu mir selbst gefunden. Ich wäre ohne Fasten heute nicht die, die ich bin."

Kontrolluntersuchung in der Uniklinik – die Patientin ist geheilt

Nach ihrer Fastenkur ging Cornelia Heinemann zur Kontrolluntersuchung in die Uniklinik. Dort konnte man die Verbesserungen kaum begreifen. Bei der Darmspiegelung fand man nur noch eine kleine Narbe. Sonst ist Cornelia Heinemann von ihrer Krankheit nichts mehr geblieben. Seit ihrem Aufenthalt in der Fastenklinik hat Cornelia Heinemann keine Schübe mehr gehabt. Zwei Jahre später fastet sie zum ersten Mal selbstständig 16 Tage lang. Inzwischen ist es ihr zur Gewohnheit geworden, jedes Jahr für etwa sieben bis zwölf Tage alleine zu fasten.

Am Anfang der Kur war sie nicht sicher, ob sie diese auch durchhalten würde.

„Fasten gehört für mich mittlerweile einfach dazu", sagt sie. Sie hat gelernt, auf ihren Darm zu „hören" und achtet auf ihre Ernährung. „Wenn ich mal über die Stränge schlage, bekomme ich gleich die Quittung – es rumort in meinem Darm. Aber dann steuere ich sofort dagegen." Cornelia Heinemann gibt heute übrigens auch selbst Fastenseminare.

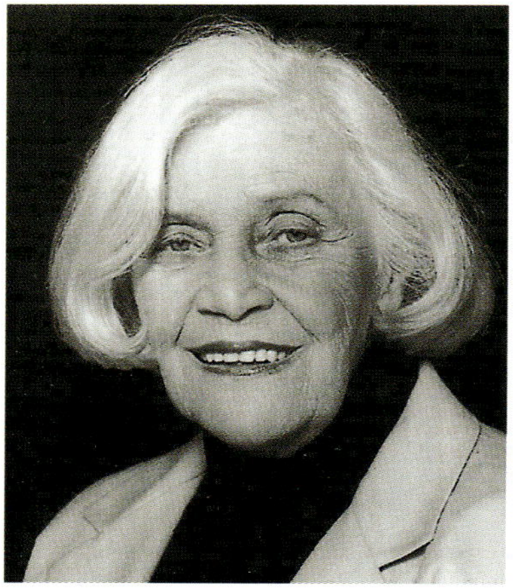

Lindenstraßen-Schauspielerin Annemarie Wendl schwört seit 30 Jahren auf Heilfasten. Jedes Jahr im Sommer begibt sie sich für zwei Wochen zur Kur

Fasten für die schlanke Linie

Wer kennt sie nicht? Mit ihrer Rolle als Hausmeisterin Else Kling in der Fernsehserie „Lindenstraße" hat sie schon fast Kultcharakter erreicht. Privat möchte Annemarie Wendl aber auf keinen Fall mit der klatsch- und streitsüchtigen Giftspritze verwechselt werden. Auch wenn Millionen von Zuschauern sie so kennen: „Ich könnte nie so böse sein wie die Else. Auch kann ich bei weitem nicht so gut putzen."

Die im Chiemgau geborene Künstlerin machte gleich nach der Schule eine Schauspielausbildung. In verschiedenen Städten spielte sie sich durch das gesamte klassische Theater-Repertoire – vom Gretchen bis zur Mutter Courage. Auch in diversen Fernsehspielen trat sie auf. Da sie mit 22 Jahren ihren Mann im Krieg verloren hatte, musste sie ihren Sohn Sigmar alleine großziehen.

Ihre besondere Liebe gilt Kindern und Jugendlichen. Auf unzähligen Veranstaltungen setzt sich Annemarie Wendl zum Beispiel für die Kindernothilfe und für SOS-Kinderdörfer ein, aber auch für Frauenhäuser und Altersheime. Ihr liebstes Hobby ist das Bergwandern, das aber seit einem Unfall nicht mehr so gut geht wie früher. Die Schauspielerin ist in München zuhause. Einen Großteil ihrer Zeit verbringt sie jedoch in Köln, wo die „Lindenstraße" produziert wird.

Fasten – am schönsten in Gesellschaft

Annemarie Wendl ist eine selbstbewusste Frau und geht gerne mit der Mode. Sie legte schon immer viel Wert auf ihr Äußeres und beschreibt sich als „Dame von Kopf bis Fuß". Dass sie eitel ist, gibt sie ohne Umschweife zu.

Schon lange ist sie überzeugte Anhängerin des Heilfastens. Seit über 30 Jahren geht sie jedes Jahr in die Buchinger Klinik in Überlingen am Bodensee zur Fastenkur, meist für zwei Wochen im Sommer.

„Früher habe ich es gemacht, um nicht zu dick zu werden und wegen der Schönheit. Jetzt, wo ich alt bin, ist das nicht mehr so wichtig."

Fasten lässt sich nach Meinung von Annemarie Wendl am besten in Gesellschaft praktizieren. Sie erzählt, wie das Fasten in der Buchinger Fastenklinik früher geradezu ein gesellschaftliches Ereignis war. 1965 zum Beispiel: „Da war ein Haufen Bankdirektoren da. Und ich war natürlich der Star und hatte jede Menge Verehrer."

Fasten lässt sich nach Meinung von Annemarie Wendl am besten in Gesellschaft praktizieren.

Verzicht auf Zigaretten, doch manchmal heimlich ins Café

Langweilig wurde es der Schauspielerin beim Fasten nie. Sie las viel, lernte viel und ging oft spazieren. Doch auf ihre Zigaretten und ihre heißgeliebten Pralinen musste sie während der Kur natürlich verzichten. Ab und zu trank sie aber in einem Café in Überlingen die ein oder andere Tasse Kaffee oder schwarzen Tee, was nach den Regeln der Klinik eigentlich nicht erlaubt war.

„Nichts zu essen fällt mir eigentlich nicht so schwer. Nur das Glaubersalz schmeckt furchtbar. Aber nach den zwei Wochen habe ich meist um die vier Kilo abgenommen."

Von dem Essen, das es in der Buchinger Klinik an den Umstellungstagen zu Beginn und am Ende einer Kur gibt, war und ist Annemarie Wendl restlos begeistert: „Die haben so eine gute Küche. Die Kartoffelsuppe dort ist die beste, die ich kenne!"

Das Fasten, wenn auch in anderer Hinsicht, hat die Schauspielerin bereits bei den katholischen Schulschwestern in Rosenheim kennen gelernt – ihrer Meinung nach die schrecklichste Zeit in ihrem Leben. „Im Internat mussten wir auch fasten, haben kein Fleisch bekommen und durften nicht sprechen. Aber wir haben natürlich trotzdem geredet!"

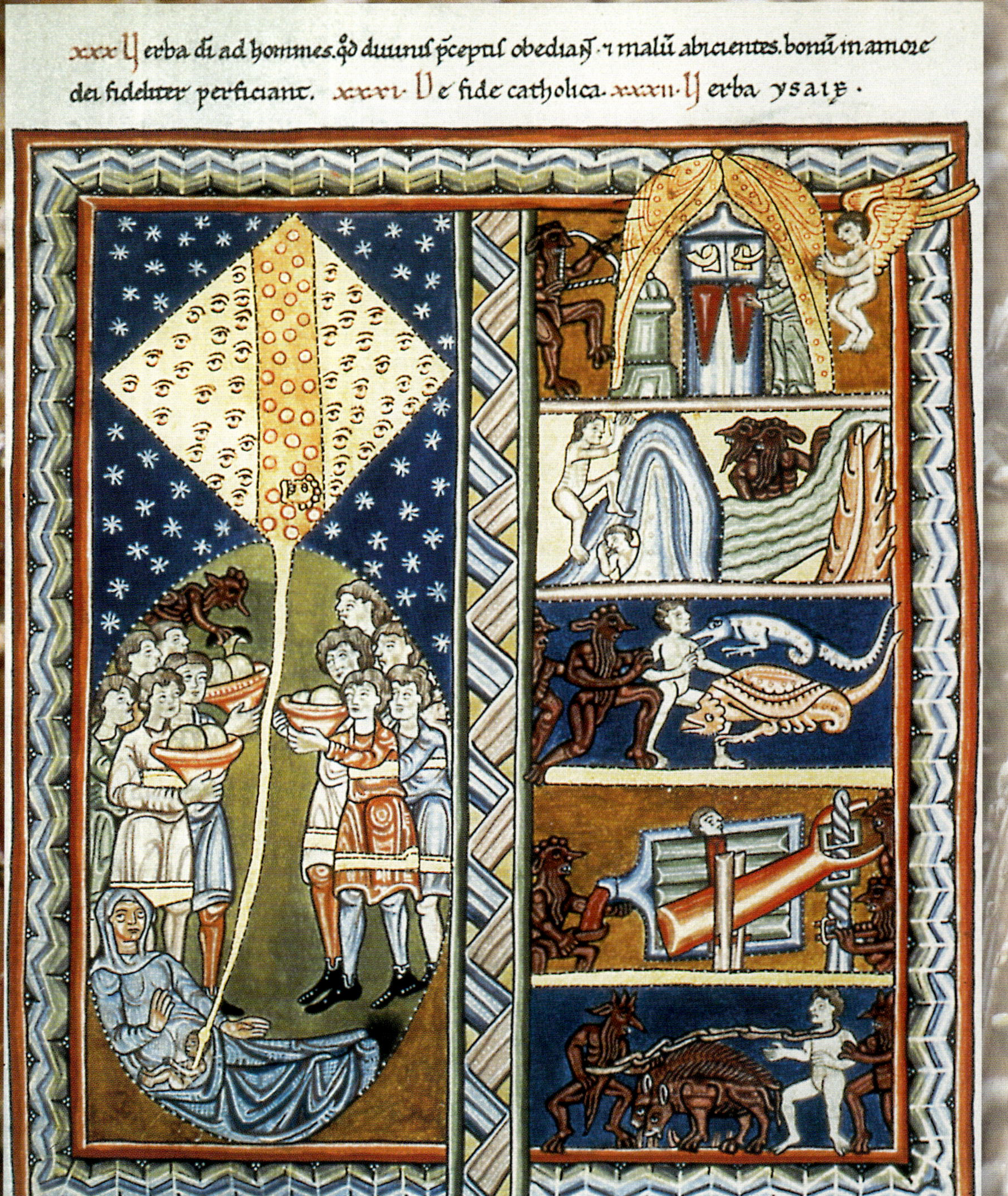
xxx Verba di ad homines. q̄d diuinis p̄ceptis obediant. ⁊ malū abicientes. bonū in amore
dei fideliter perficiant. xxxi. De fide catholica. xxxii. Verba ysaie.

5. KAPITEL

Hildegard-Medizin

Der Patient muss sein Leben selbst in die Hand nehmen

Hildegard von Bingen (1098-1179) war Benediktineräbtissin und Mystikerin. Sie betrachtete den Menschen im Gesamtzusammenhang der Schöpfungswirklichkeit. Aus den klösterlichen Überlieferungen stammen ihre über 800 Jahre alten naturheilkundlichen Aufzeichnungen. Im Mittelpunkt ihrer Heilanwendungen stehen Ernährungslehre, Ausleitungsverfahren sowie pflanzliche und mineralische Arzneimittelzubereitungen

In diesem Kapitel: **• Dr. med. Elke Haase-Hauptmann: Aderlässe, Schröpfen und das rechte Maß in allen Dingen • Dr. Wighard Strehlow: Von der Pharma-Forschung zur Hildegard-Medizin • Hildegard-Rezepte heilten das Rheuma • Endlich frei von Neurodermitis und Asthma • Mit Dinkel, Kräutern & Co. den Krebs besiegt**

Expertin Dr. Elke Haase-Hauptmann, Ärztin:

Aderlässe, Schröpfen und das rechte Maß in allen Dingen

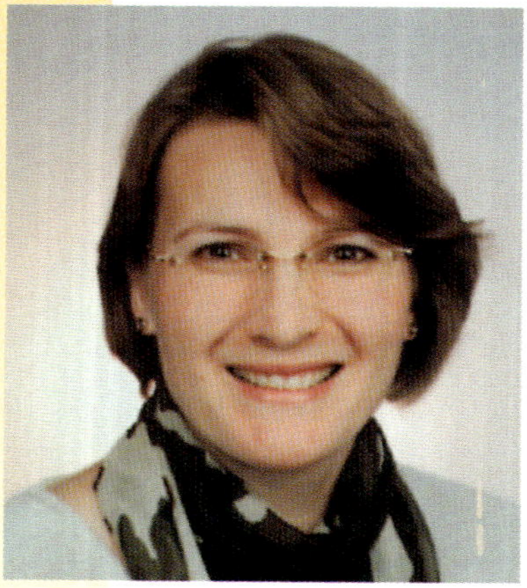

Dr. med. Elke Haase-Hauptmann: „Aderlässe reinigen, sie sind Voraussetzung für einen gesunden Körper – eine Art Ölwechsel"

Für Elke Haase-Hauptmann wurde der Beruf zur Berufung. Von der Desillusionierung im Medizinstudium führte ihr Weg über die ersten Erfahrungen mit Patienten zu einer christlich orientierten Medizin.

Seit gut zehn Jahren praktiziert Frau Dr. Haase-Hauptmann mittlerweile mit der so genannten Hildegard-Medizin. Sie führt eine eigene Praxis, ist verheiratet und Mutter von drei Kindern. „Die Grundsätze von Hildegards ärztlicher Tätigkeit werden auch in meiner Familie befolgt. Mein Mann und ich lassen uns regelmäßig zur Ader, das machen wir gegenseitig. Wir fasten in der Familie und das Gebet gehört zum Alltag. Unsere Kinder lernen das Beten spielerisch, mit Hilfe eines Gebetswürfels."

Elke Haase-Hauptmann lernte schon in der Ausbildung die Hildegard-Medizin kennen. „Diese Medizin habe ich bestens studiert. Was aber heute unter Hildegard-Medizin verstanden wird, ist nicht die Art von Behandlung, die die Heilige Hildegard tatsächlich gemacht hat. Hildegard arbeitete vor allem mit ihren Händen. Man sagte, sie habe heilmagnetische Kräfte. Wäre sie nicht im Kloster gewesen, sie wäre damals sicherlich als Hexe verbrannt worden."

Dr. Elke Haase-Hauptmann bietet das gesamte Repertoire der Hildegard-Therapien in ihrer Praxis an. Aderlässe zum Beispiel sind ein Baustein ihres Therapiekonzeptes und sollten zweimal jährlich, im Frühjahr und im Herbst, jeweils einen Tag nach Vollmond, vorgenommen werden.

„Aderlässe reinigen, sie sind die Voraussetzung für einen gesunden Körper - eine Art Ölwechsel. Für Männer erst ab 30 Jahren, für Frauen schon mit dem Einsatz der ersten Periode. Zur Hildegard-Medizin gehört auch das Schröpfen. Ich kenne kaum eine bessere Therapie, um Durchblutungsstörungen zu behandeln oder um Verspannungen zu lösen."

Auch das Heilfasten ist im Gesamtkonzept dieser Medizin vorgesehen. „Ich faste in der Gemeinde, leite die Gruppen, die über zehn Tage fasten und dann wieder allmählich auf den normalen Alltag hingeführt werden." Und schließlich ist die Ernährung beim medizinischen Konzept der Heiligen Hildegard wichtig. „Der Tag sollte mit einer warmen Mahlzeit beginnen, ein warmes Müsli, zum Beispiel mit Zimt und Nelken, dazu ein Fencheltee. Auf den Mittagstisch darf eigentlich alles, wonach der Sinn steht, natürlich in Maßen. Am Abend sollte wenig gegessen werden, eine Dinkelgrießsuppe beispielsweise, das reicht."

„Ich bin eine strenge Therapeutin, verlange von meinen Patienten viel. In langen Gesprächen fordere ich sie zur Aktion, zur Tapferkeit auf. Der Patient muss seine Krankheit begreifen, sie annehmen. Er muss sein Leben selbst in die Hand nehmen, Geduld üben, lernen wie man loslässt und Stille finden, um in sich hineinhorchen zu können. Diese Stille findet man durch Gebete, durch Meditationen. Erst dadurch kann man richtig gesund werden. Die Therapien aus der Erfahrungsheilkunde der Hildegard-Medizin können diesen Prozess nur begleiten. Wichtig dabei ist das rechte Maß in allen Dingen."

Experte Dr. Wighard Strehlow, Heilpraktiker:

Von der Pharma-Forschung zur Hildegard-Medizin

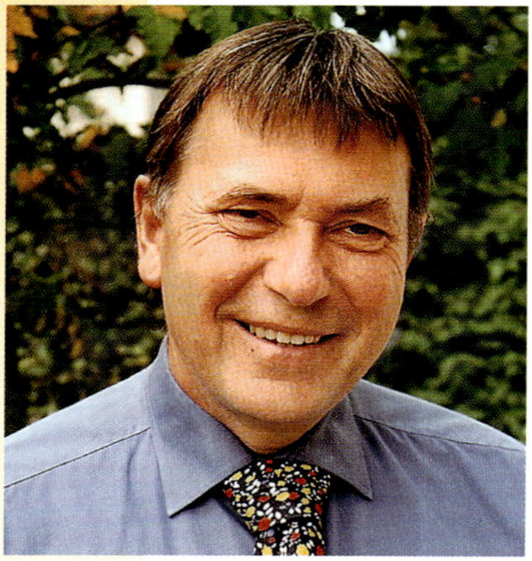

Dr. Wighard Strehlow weiß: Dank der Hildegard-Medizin konnten schon viele unheilbar Kranke ihren Weg zur Gesundheit finden

Dr. Wighard Strehlow gilt in Deutschland als Experte für Hildegard-Medizin – in der Nachfolge von Dr. Gottfried Hertzka. Der promovierte Naturwissenschaftler leitet seit 1993 das erste Hildegard-Kurhaus in Allensbach am Bodensee. Zehn Jahre arbeitete Dr. Wighard Strehlow in der Pharma-Forschung bei Merck/Darmstadt, ehe er 1980 die Heilpraktiker-Prüfung ablegte. Er veröffentlichte mehrere Bücher über die Hildegard-Medizin.

Die Grenzen der Hildegard-Medizin sieht Dr. Strehlow zunächst mal im Menschen selber. Getreu der Hildegard: Die Heilmittel sind von Gott gewiesen und der Mensch wird befreit von seinen Krankheiten. Und umgekehrt: Gott will nicht helfen, wenn der Mensch nicht die auslösenden seelischen Ursachen beseitigt, die zu den Krankheiten geführt haben. „Sicherlich kann die Hildegard-Medizin bei mehrfachen Operationen oder in der Unfallchirurgie nur wenig bewirken. Ansonsten ist sie universell einsetzbar. Eine Medizin ohne Nebenwirkungen ..."

Mehrere „Fliege-Sendungen" in der ARD haben sich mit der Hildegard-Medizin beschäftigt und gezeigt, wie eine erfolgreiche Heilung durch die Hildegard-Heilkunde nach den sechs „Goldenen Lebensregeln" ablaufen kann. Dr. Strehlow erklärt: „Dazu gehören: • Das Wissen um die Heilkraft unserer Lebensmittel, besonders von Dinkel. Obst und

Gemüse sollen gezielt eingesetzt werden. Dinkel erhält alles, was der Mensch zu seinem Leben braucht und ist, ungezüchtet und biologisch angebaut, das einzige Getreide, das keine Allergien auslöst. • Krankheiten natürlich heilen – mit den Heilkräften der Natur. Wozu insbesondere die Heilpflanzen und Kräuter, aber auch Heilkräfte in Tieren und Edelsteinen gehören. •„Ora et labora" – Wer viel arbeitet, soll auch viele schöpferische Pausen einlegen, um verlorene Energien neu aufzutanken. • Ruhe und Bewegung in ausreichendem Maße. • Den Körper regelmäßig von seinen krank machenden Säften und Schlacken reinigen, die das Terrain für die Krankheitserreger darstellen. **Rasche und außergewöhnliche Heilungserfolge bewirkt der Hildegard'sche Aderlass, das blutige Schröpfen, Moxibustion, Bäder, Nierenmassage und Sauna. Mit dem Hildegard'schen Aderlass wird der Körper nicht nur entgiftet, sondern auch die körpereigene Notfall-Apotheke geöffnet, die zu Sofort-Heilungen führen kann.** • Die Seelenkräfte durch das Hildegard-Fasten aktivieren, um die negativen Belastungen in positive, seelische Stärken zu transformieren."

Ablauf einer ganzheitlichen Heilung

In der „Fliege-Sendung" wurde an mehreren Beispielen demonstriert, wie Autoaggressionskrankheiten geheilt werden können. Drei Patienten berichteten über ihre Erkrankung und über ihre Heilungen:

- Ein 60-jähriger, „dem Tode geweihter" Magenkrebspatient mit Lebermetastasen und einer statistischen Lebenserwartung von drei Monaten. (Siehe Fall Georg Jaspers in diesem Kapitel).
- Eine 32-jährige Patientin mit unheilbar chronischer Polyarthritis.
- Ein 40-jähriger Patient mit einer autoaggressiven Augenkrankheit.

Bei diesen Fällen gehörten zu den Heilungsschritten:

1. Beseitigung seelischer Konflikte.
2. Darmsanierung und Wiederherstellung der Darmflora mit dem „Hildegard-Gold": Bärwurz-Bienenhonig.
3. Die Wiederherstellung des körpereigenen Immunsystems mit der „Hildegard'schen Gold-Kur" und dem „Wasserlinsen Elixier".

4. Der gezielte Einsatz von natürlichen Heilmitteln aus dem Arzneimittelschatz der Hildegard-Heilkunde mit über 2000 Heilmitteln und Methoden.
5. Der kurmäßige Einsatz von Dinkel, Obst und Gemüse.
6. Die Beseitigung von Schlacken und Giftstoffen durch die Säftereinigung mit Aderlass, Schröpfen, sowie durch Nierenmassagen, Sauna und Bädern.

Die Erfolge sprechen für sich

Inzwischen hat Krebspatient Georg Jasper seine vorausgesagte Lebenszeit durch die Hildegard-Heilkunde und die liebevolle Unterstützung seiner Frau um 12 Jahre verlängert und seinen Weg aus dem Krebs in einem Buch zusammengefasst (siehe auch Service-Teil). Er erfreut sich bester Gesundheit und unternimmt tägliche Fahrradtouren und ausgedehnte Wanderungen.

Die 32-jährige Patientin verwendet heute weder Cortison noch andere chemische Medikamente, weil sie dank der Hildegard-Kur keine Rheumaschmerzen mehr hat. Auch ihr Mann konnte durch die Hildegard-Kur die schwere autoaggressive Augenkrankheit überwinden und ist ein glücklicher Familienvater geworden.

Kommentar von Wighard Strehlow: „Drei unheilbar Erkrankte stehen stellvertretend für eine Vielzahl von Menschen, die durch die Hildegard-Heilkunde ihren Weg zur Gesundheit gefunden haben."

Hildegard-Rezepte heilten das Rheuma

Vor gut vier Jahren bekam Martina Groetschel plötzlich starke Schmerzen in beiden Handgelenken. Ihr Arzt sprach von einer Sehnenscheidenentzündung aufgrund zu starker beruflicher Belastung. Wenige Monate später kamen Schmerzen in der gesamten Muskulatur dazu, fast alle Gelenke taten weh. Diagnose: Rheuma. „Ich konnte morgens vor Steifigkeit kaum aufstehen und war in allen Bewegungen eingeschränkt." Martina Groetschel war ein halbes Jahr arbeitsunfähig. Die Therapien der Schulmediziner halfen nicht weiter. Wie konnte sie nur gesund werden?

„Damals, im Frühjahr 1991 hörte ich von der Hildegard-Medizin, unternahm auch einen ersten Behandlungsversuch mit einem Aderlass bei Dr. Strehlow. Kurzfristig trat auch eine leichte Besserung ein. Doch mein Hausarzt warnte mich vor den alternativen Heilmethoden: Die Krankheit sei so schlimm, dass sie mit starken Mitteln bekämpft werden müsse. Also ließ ich mich wieder darauf ein, nahm Chemopillen, bis nach wenigen Wochen ein erneuter Schmerzschub auftrat." Martina Groetschel wurde in eine Rheuma-Klinik eingewiesen, dort behandelte man sie unter anderem mit Voltaren. Aber sie wollte sich nicht weiter auf die Schulmedizin verlassen, ging wieder zurück zu Dr. Strehlow. „Bei ihm machte ich einen Fastenkurs, und von da an habe ich mich voll der Hildegard-Medizin zugewandt. Voltaren und andere Chemopillen setzte ich ab. Nach und nach ging es bergauf mit mir. Ende 1992 fühlte ich mich dann richtig gesund."

Mittlerweile ist auch ihr Ehemann von der Hildegard-Medizin überzeugt. „Eigentlich hat mich meine Frau zur Hildegard-Medizin gebracht, vorher hatte ich mich doch mehr oder weniger auf die Schulmedizin verlassen."

Der heute 40-jährige promovierte Manager klagte schon seit Jahren über Sehschärfestörungen und ließ sich mit Antibiotika behandeln. Dazu kamen Hautprobleme, Akne und permanente Durchfälle. Eberhard Groetschel suchte verschiedene Haut- und Augenärzte auf, versuchte es auch mit Ernährungsumstellung – letztlich ohne durchgreifenden Erfolg. Dann ließ er sich von seiner Frau überzeugen. „Seit Anfang 1994 wende ich die Hildegard-Medizin an, halte mich insbesondere an eine bestimmte Ernährung. Zweimal wurde ich zur Ader gelassen. Meine Augenkrankheit wurde zwar nicht grundlegend besser." Dennoch verweist er auf die Erfolge mit der Hildegard-Medizin: „Meine Hautprobleme sind weg, die Verdauung fast in Ordnung und ich fühle mich weitgehend fit."

Endlich frei von Neurodermitis und Asthma

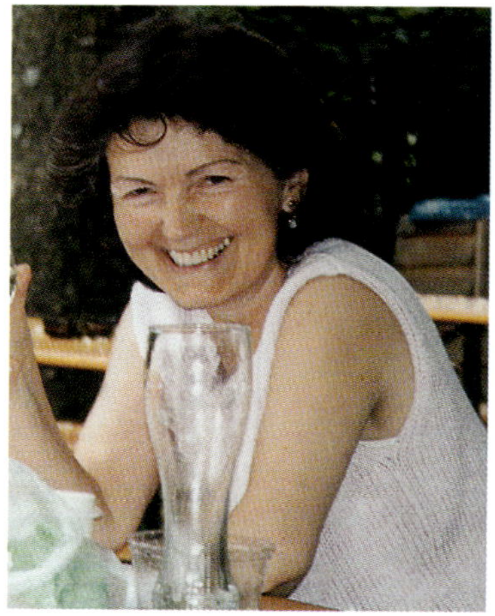

Dank Hildegard-Medizin verschwanden bei Elke Lindert sowohl Neurodermitis wie auch Asthmaanfälle

Dreißig Jahre lang arbeitete Elke Lindert in Reformhäusern, davon sechs Jahre als Selbstständige. Seit einigen Jahren ist sie geschieden und erzieht ihren Sohn alleine. Sie war immer eine Frau, die „funktioniert" hat. Doch vor zwölf Jahren geriet sie in eine Krise. Sie bekam massive Hautprobleme und Asthma. „Mein Körper meldete sich. Ich bekam keine Luft mehr. Die Haut war kaputt. Die Schmerzen waren unerträglich. Ich bin durch die Hölle gegangen." Elke Lindert ging zum Arzt, suchte schnelle Hilfe. Ihr Arzt diagnostizierte Neurodermitis und bot eine Kortisonbehandlung an. Für Frau Lindert kam das jedoch nicht in Frage. Auch die Behandlungsvorschläge anderer Schulmediziner überzeugten sie nicht. Über ihre Kunden kam sie schließlich mit einer Ärztin in Kontakt, die nach der Hildegard-Medizin behandelte. „Ich war entschlossen, mich darauf einzulaslassen. Über die Hildegard-Medizin hatte ich schon in Büchern gelesen. So ganz unwissend war ich ja nicht."

„Von der Ärztin erfuhr ich, dass die Hildegard-Medizin durchaus hilfreich sein könne, auch bei Behandlung meiner hartnäckigen Neurodermitis und meines Asthmas. Allerdings müsse ich Geduld aufbringen. Ich spürte schon damals, dass die Therapie noch andere Dinge erfordern würde, denn die Krankheit war ja ein Signal für meine Lebensumstände. Und da stimmte es eben nicht."

Elke Lindert ließ sich auf die Hildegard-Therapie ein. Sie wurde zur Ader gelassen, geschröpft, bekam typische Hildegard-Arzneimittel, unter anderem ein Hirschzungenelixier zur Regeneration und Stärkung der Leber, Veilchensalbe für die Haut und ein Fenchelmittel zur Entspannung. Sie machte sich mit der Hildegard-Ernährung vertraut. Zunächst musste sie auf Rohes und Gebratenes verzichten, auf frisches Gebäck und Zucker. „Ich habe mich an diese Vorgaben bis heute gehalten. Ich habe auch gespürt, dass mir die Therapie gut tat. Die Neurodermitis verschwand fast völlig, auch die Asthmaanfälle blieben aus.

Mein Körper, meine Seele und mein Geist sind heute im Lot.

Doch ich bin sicher, dass nicht allein die Hildegard-Therapie zum Erfolg geführt hat. Mir wurde schnell klar, dass ich einen anderen Weg finden musste, um mein Leben mit Sinn zu füllen. Aderlässe, die ich auch heute noch machen lasse, reichen nicht aus. Über meine Ärztin und einen Psychologen fand ich Zugang zum Spirituellen. Ich erkannte, dass ich durch Gebete und Meditation zur inneren Ruhe finden kann. Das hat mir viel Kraft gegeben. Ich habe mich in Gottes Hände begeben. Er hat mich geführt. Erst dadurch bin ich gesund geworden." Für Elke Lindert hat ein neues Leben begonnen. „Ich gehe mittlerweile regelmäßig zum Meditieren in ein offenes Kloster. Dort lerne ich mit Wut, Trauer, aber auch mit Freude umzugehen."

„Ich kann heute wieder lachen, ich spüre, dass mein Leben neu geordnet ist. Die Krankheit hat mir dabei geholfen. Hildegard hat mir dabei geholfen. Und durch den Zugang zur Spiritualität habe ich erfahren, was Heilung wirklich ist. Mein Körper, meine Seele und mein Geist sind heute im Lot."

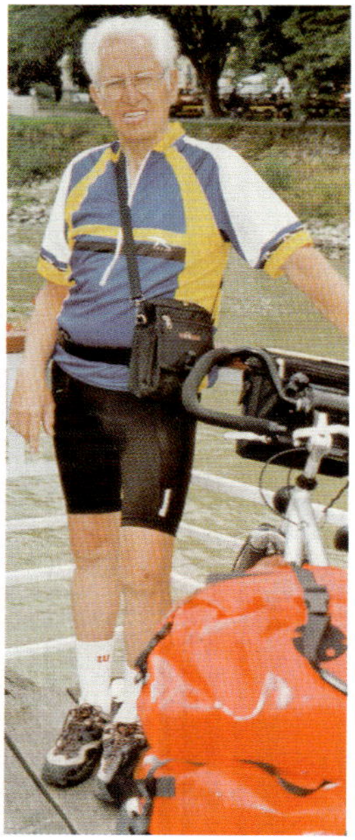

Durch ein vielfältiges, individuelles Ernährungsprogramm wurde Georg Jasper von einem schweren Krebsleiden befreit

Mit Dinkel, Kräutern & Co. den Krebs besiegt

Als die Schreckensnachricht kam, stand der Industriekaufmann Georg Jasper noch voll im Beruf. Er arbeitete zehn bis zwölf Stunden täglich und hatte keinen Sinn für die gut gemeinten Warnungen des Hausarztes, doch etwas langsamer zu treten. Wenig Schlaf, wenig Erholung, unregelmäßiges und zu üppiges Essen – im Nachhinein ist ihm klargeworden: „Die Rebellion meines Körpers war vorprogrammiert. Wenn sich die Krebskrankheit nicht eingestellt hätte, wäre wahrscheinlich ein anderes schweres Übel auf mich zugekommen. Auf einer mehrtägigen Geschäftsreise passierte es. Gleich in der ersten Nacht überfielen mich kolikartige Leibschmerzen, die von Stunde zu Stunde schlimmer wurden und kaum zu ertragen waren." Doch Georg Jasper hielt auch jetzt noch durch und brachte das festgelegte Programm zu Ende – keiner seiner Gesprächspartner sollte merken, in welcher Verfassung er sich befand.

So sehr er es vor sich und den anderen verbergen wollte – die Sache war ernster als vermutet. „Magenkarzinom mit Lebermetastasen" lautete das Ergebnis der klinischen Untersuchung. Patienten mit einer solchen Diagnose gelten als unheilbar. Die mittlere Überlebenszeit beträgt vier bis sechs Wochen, mit Chemotherapie ein gutes Jahr. Doch Georg Jasper ließ sich auch von dieser Prognose nicht völlig entmutigen.

Schon kurz nach der Operation, bei der sein gesamter Magen entfernt wurde, begann er auf Eigeninitiative mit Wasseranwendungen nach Kneipp. Das brachte den Kreislauf und sämtliche Organe in Schwung. Um die Strapazen der Chemotherapie besser überstehen zu können, suchte er nach alternativen Hilfen. Er fand sie in der medizinischen Lehre der Heiligen Hildegard von Bingen.

Dr. Strehlow, der Experte für Hildegard-Medizin, riet ihm zunächst zur Ernährungsumstellung: viel Dinkelprodukte, reichlich Obst und Gemüse, alles mit bestimmten Kräutern gewürzt. Frau Jasper machte bei der Essensumstellung mit, und so begann die neue Küche schon morgens mit gekochtem Dinkelbrei, gewürzt mit Galgant, Bertram, Honig, Zimt und ein paar Mandeln drauf. Zur Stärkung der Abwehrkräfte und als Verdauungshilfe gab es zum Beispiel Fencheltee, Wasserlinsen- und Pfingstrosenelixier.

In der onkologischen Klinik in Friedenweiler im Schwarzwald kamen weitere Hilfen für den geschwächten Körper dazu. Mistel- und Thymusinjektionen stärkten die Abwehr, Vitaminspritzen versorgten den Organismus mit allem, was er nicht mehr selbst aus der Nahrung herausholen konnte. Die Sauerstoff-Mehrschritt-Therapie half Georg Jasper dabei, wieder zu Kräften zu kommen. Und auch die Spaziergänge mit seiner Frau, aus denen mit der Zeit immer längere Wanderungen wurden, waren eine Unterstützung. Gegen Ende des Klinikaufenthaltes konnte Georg Jasper wieder fünf Stunden hintereinander gehen.

Wie wichtig es war, die Hoffnung nicht aufzugeben, hat er schon in einem frühen Stadium seiner Krankheit erlebt.

Zehn Jahre nach seiner Krebserkrankung beschäftigt sich Georg Jasper immer noch gerne mit körperlich anstrengenden Hobbys: Wandern, Bergsteigen, Radfahren – das macht ihm große Freude, schon in der Vorbereitung. Beispielsweise seine Radtour von Wien nach Budapest an der Donau entlang. Solche Reiseerlebnisse, meint er, „nehmen Körper und Geist so in Anspruch, dass kein Freiraum bleibt für niederdrückende Gedanken."

Wie wichtig es war, die Hoffnung nicht aufzugeben, hat er schon in einem frühen Stadium seiner Krankheit erlebt. Er hatte sich damals für Visualisierungs- und Atemtechniken interessiert. Der Krankenhauspfarrer unterstützte ihn dabei und übte mit ihm die positiven, Gott vertrauenden Suggestionen. Das habe sehr viel zum Heilungsprozess beigetragen, sagt der ehemals Todgeweihte. Er kennt zwar das Gefühl der schützenden Hand Gottes über sich, ist aber davon überzeugt, dass man selbst etwas dazu beitragen kann und muss: „Gott tritt nicht auf, wo der Mensch sich selbst helfen kann und soll. Selbsthilfe ist sogar der Auftrag Gottes."

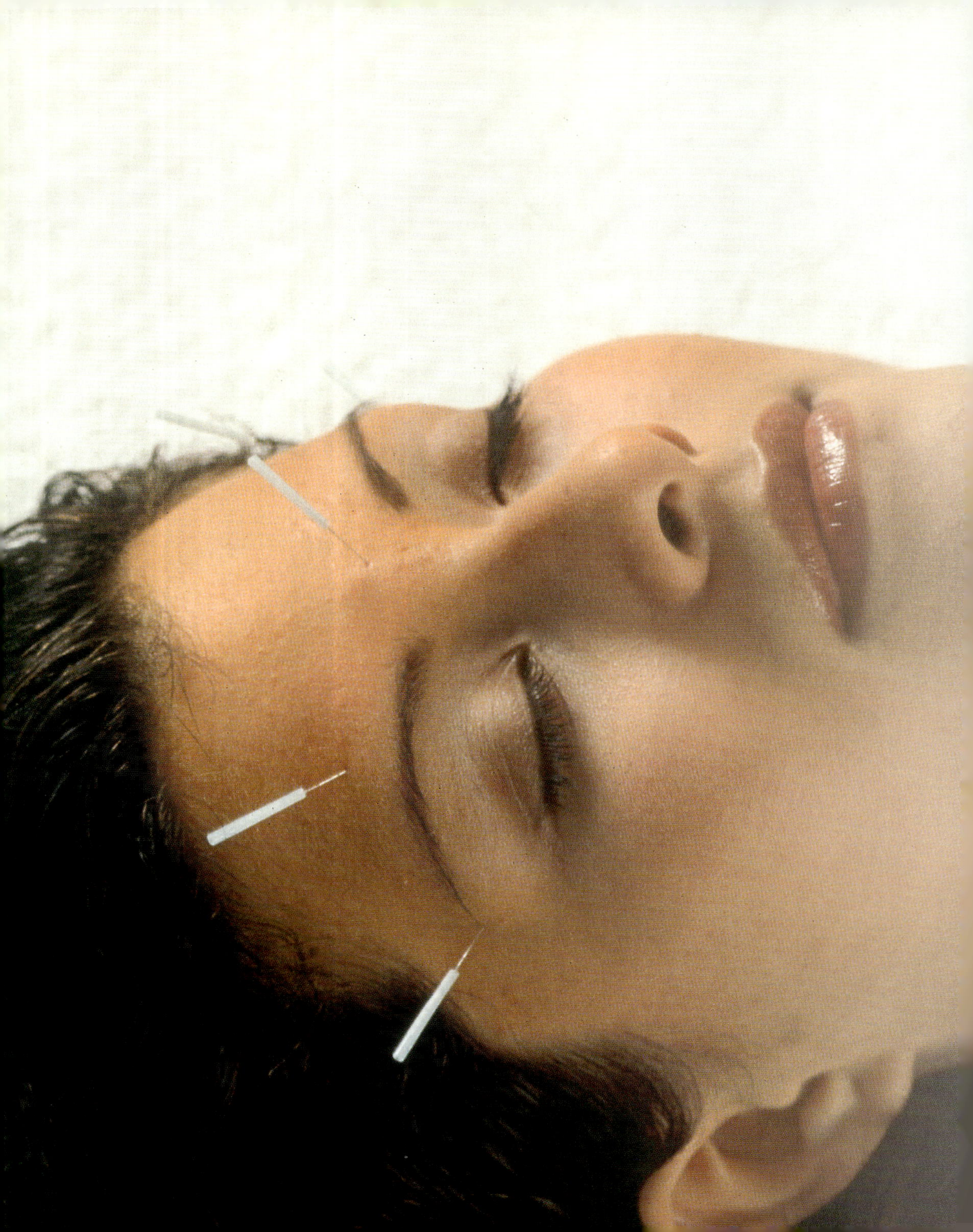

6. KAPITEL

TCM - Traditionelle Chinesische Medizin

Der ganze Mensch muss behandelt werden

Traditionelle chinesische Heilverfahren sind Medizin, Psychologie und Philosophie in einem – und sicher deshalb auch so wirksam. Krankenhäuser und Reha – Kliniken spezialisieren sich zunehmend auf TCM, wie das Kürzel für diese nun auch im Westen so populären Therapieverfahren lautet

In diesem Kapitel: **• Prof. Jai-Zhen Liao: Ein chinesischer Arzt – nicht nur Therapeut, sondern auch Berater des Patienten • Akupunktur und Tuina-Massagen heilten Bandscheibenvorfall • Unerträgliche Schmerzen: Die Rettung kam durch TCM • Allergien ohne Ende – Kräutertees und Akupunktur brachten die Wende • Zehn Jahre Neurodermitis – die chinesische Medizin wusste Rat**

Experte Prof. Jia-Zhen Liao, TCM-Mediziner:

Ein chinesischer Arzt – nicht nur Therapeut, sondern auch Berater des Patienten

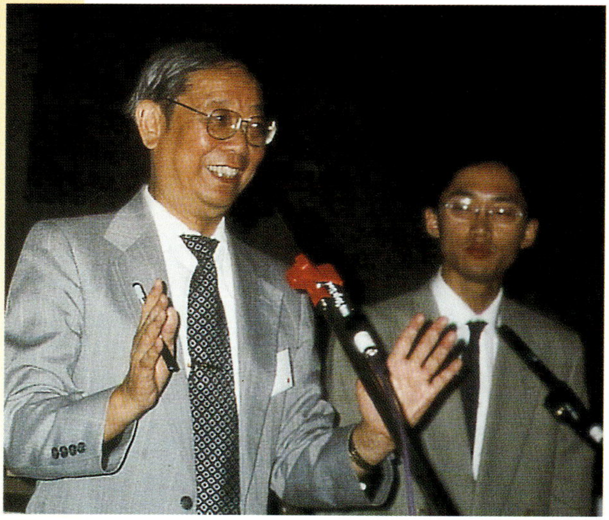

Prof. Jia-Zhen Liao: Ein chinesischer Arzt behandelt nicht nur die Krankheit, sondern den ganzen Menschen

Die Grundlage der Traditionellen Chinesischen Medizin ist die philosophische Betrachtung des Lebens. Im Taoismus geht man von der Polarität aller Dinge und Kräfte aus. Sie stehen im Gegensatz zueinander, ergänzen sich aber gleichzeitig. Dieses Prinzip nennen wir Yin und Yang.

In China bedeutet Gesundheit: das harmonische Gleichgewicht aller Kräfte. Ungleichgewicht führt zu Krankheiten oder zur Störung des Wohlbefindens.

Die Traditionelle Chinesische Medizin betrachtet deshalb nicht nur das gestörte Organ als behandlungsbedürftig, sondern sieht es in Beziehung mit dem ganzen Menschen. Ein chinesischer Arzt versteht sich nicht nur als Behandler, sondern auch als Berater des Patienten. Der Patient soll erkennen, dass die Verantwortung für seine Gesundheit und sein Wohlbefinden hauptsächlich bei ihm selbst liegt. Krankheit sieht man als Teil des Lebens. Sie bietet die Chance und Möglichkeit für eine Neuorientierung und für die seelische Entwicklung des Menschen.

Zur Traditionellen Chinesischen Medizin gehört zunächst die umfangreiche ganzheitliche Diagnostik. Die wichtigsten Behandlungsmethoden sind:

- Akupunktur
- Arzneimitteltherapie, zum Beispiel mit Heiltees aus chinesischen Kräutern
- Tuina – die chinesische Massagetechnik
- Qi Gong – eine umfassende Atmungs- und Bewegungstherapie
- ausgewogene Ernährung

Die Traditionelle Chinesische Medizin weist beachtliche Behandlungserfolge bei verschiedenen Schmerzsyndromen wie Migräne oder Ischias auf. Aber auch bei Asthma, chronischer Bronchitis, allergischen Hauterkrankungen und chronischen Gelenkbeschwerden wie zum Beispiel bei Rheuma, kann geholfen werden. Gute Heilungschancen gibt es auch bei Herz- und Kreislauferkrankungen sowie bei verschiedenen Nervenleiden.

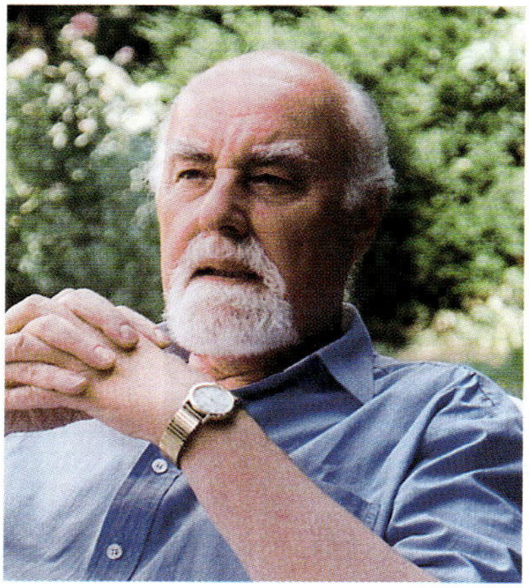

Wolfgang Rödelberger litt 30 Jahre unter Rückenbeschwerden. Mit der Traditionellen Chinesischen Medizin wurde er endlich schmerzfrei

Akupunktur und Tuina-Massagen heilten Bandscheibenvorfall

Mehr als 30 Jahre lang war Wolfgang Rödelberger in orthopädischer Behandlung – wegen starker Rückenschmerzen. Diagnose: Eine Schrägstellung des Beckens löste alle Verspannungen aus. Zwei Bandscheibenvorfälle kamen dazu. Er wurde mit Kortison behandelt, bis man nicht mehr höher dosieren konnte. Doch erst die Traditionelle Chinesische Medizin vermochte seine Beschwerden zu beheben.

„Wenn man jung ist, macht man sich über einen Hexenschuss oder Ischias noch keine Gedanken. Immer, wenn die Schmerzen zu schlimm waren, ging ich zum Arzt und ließ mir eine Spritze verpassen." So ging das jahrzehntelang. Wolfgang Rödelberger hatte sich an die rettenden Spritzen gewöhnt. Aber die Kortisondosis musste ständig gesteigert werden. Auf Krankengymnastik ließ er sich auch immer wieder mal ein, doch die Besserung hielt nie an.

„Ich besorgte mir ein schräges Stehpult, weil ich oft nicht mehr an meinem Schreibtisch oder am Flügel sitzen konnte." Manchmal waren die Schmerzen so schlimm, dass er nachts aufstehen und sich auf einen Stuhl setzen musste. Nur so konnte er es überhaupt noch aushalten. Auch das Gehen wurde immer schwieriger. „Ich konnte mich bisweilen nur noch schlurfend fortbewegen, meine Füße gar nicht mehr richtig hochheben." Die Orthopäden erklärten Wolfgang Rödelberger, er sei austherapiert. 1994 bekam er in einer Spritze so viel Kortison wie andere als Jahresdosis: Ihm war klar, dass es so nicht mehr weitergehen konnte.

Sein Arzt schickte ihn schließlich zur Kur. In der Physiotherapie – bei einer Übung im Liegen – zog sich Wolfgang Rödelberger einen weiteren Bandscheibenvorfall zu. Es war der zweite innerhalb weniger Monate. Die Möglichkeit einer Operation schlossen die Ärzte aus. Wegen der Schrägstellung seines Beckens hätte sie keinen Erfolg versprochen. Der entscheidende Tipp kam unerwartet von ganz anderer Seite: „Im Dezember 1994 sah mich mein Zahnarzt mühsam auf den Behandlungsstuhl klettern. Er erzählte mir von seinen guten Erfahrungen mit der Akupunktur. Trotz großer Skepsis beschloss ich, den von ihm empfohlenen chinesischen ‚Wunderheiler' aufzusuchen. Schlimmer konnte es nicht werden."

Doch erst die Traditionelle Chinesische Medizin vermochte seine Beschwerden zu beheben.

Dr. Zhang begann mit Schröpfköpfen die Verspannungen und Schmerzzentren aufzuspüren. „Das war eine ziemlich schmerzhafte Angelegenheit. Ich war rot, grün und blau – mein ganzer Körper war mit Blutergüssen übersät. Schließlich stellte sich heraus, dass die Schmerzen in meinen Lendenwirbeln vom linken Schulterblatt ausgingen. Das wurde jetzt gezielt behandelt. Der chinesische Arzt setzte jedes Mal vier bis sechs Nadeln, die etwa 30 Minuten in der Haut blieben. Tuina-Massagen kamen zum Schluss noch dazu. „Manchmal kletterte Dr. Zhang selbst auf meinen Rücken und massierte mich mit seinen Füßen!"

Wolfgang Rödelberger ging anfangs zweimal pro Woche zur chinesischen Behandlung. Bereits nach acht Sitzungen war er schmerzfrei.

Mittlerweile haben sich seine Bandscheibenvorfälle zurückgebildet. Die Verkrampfungen im Rückgrat konnten gelöst werden, so dass sich die Wirbel wieder etwas auseinander zogen und die Bandscheiben in ihre richtige Position zurücksprangen. Inzwischen kann Wolfgang Rödelberger wieder seinem Hobby, der Gartenarbeit, nachgehen. Die Orthopäden hatten ihm stets davon abgeraten, sich mit seinem „kaputten Rücken" solche Arbeiten zuzumuten.

Auch heute noch konsultiert Wolfgang Rödelberger einmal im Monat seinen chinesischen Arzt – aber nur zur Prävention.

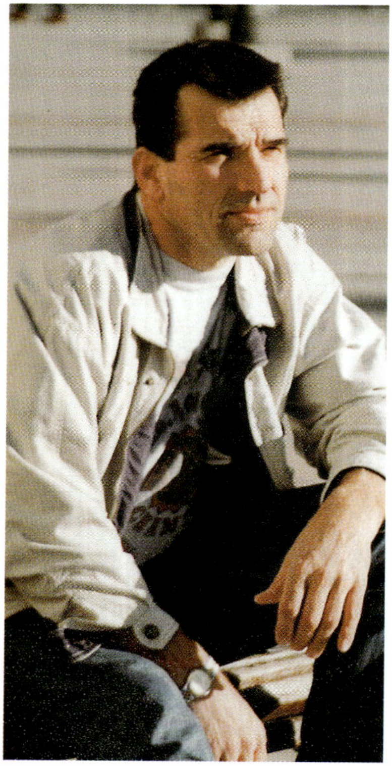

Eine unerträgliche Polyneuropathie machte Edmund Rabenstein das Leben zur Hölle. Mit Akupunktur, Qi Gong und Heiltees wurde ihm ein neues Leben geschenkt

Unerträgliche Schmerzen – Die Rettung kam durch TCM

Edmund Rabenstein, ein Bautechniker bei der US-Armee, ist verheiratet und lebt mit seiner Frau und zwei Töchtern in der Oberpfalz. Seine Erkrankung fing im Sommer 1989 an: Erst juckten die Hände und Arme. Am Oberschenkel stellte sich bisweilen ein Taubheitsgefühl ein. Im September 1989 waren dann die Schmerzen am ganzen Körper so unerträglich geworden, dass Rabenstein bei Ärzten Rat suchte. „Polyneuropathie", lautete die Diagnose. Ursache für die Erkrankung konnte keine gefunden werden. Umweltgifte schloss man bald aus. Auch mit extremem Alkoholkonsum oder Zuckerüberschuss konnte Herr Rabenstein nicht dienen. Tatsache war, dass einzelne Nervenstränge irreparabel abstarben. Das Jucken, Beißen und Stechen der Haut löste „nervenaufreibende" Schmerzen aus. „Ich konnte es oft nicht mehr aushalten und habe meine Haut blutig gekratzt. Die Schmerzen zogen sich vom Fuß hoch bis zum Oberschenkel. Mit dem Hosenstoff habe ich mir das Bein abgeschnürt, um mit einem Gegenschmerz vom eigentlichen Schmerz abzulenken. Das ist ein Gefühl wie kurz vor einer Explosion."

Nervenärzte verschrieben ihm starke, schmerzstillende Medikamente. Man führte Allergietests durch. Ohne Ergebnis. Im November 1989 stellte man während eines dreiwöchigen Uniklinik-Aufenthalts bereits eine chronische Nervenschädigung fest. Die Schmerzschübe konnten auch die Ärzte dort nicht verhindern. Sie wunderten sich lediglich, da sie dieses Krankheitsbild nur bei Patienten über 60 Jahren kannten. Die

Hoffnung, dass die Schulmedizin helfen könnte, schwand allmählich dahin.

1991 machte Edmund Rabenstein eine homöopathische Kur. Die Linderung hielt allerdings nur ein paar Tage an. Der Patient hatte zu dieser Zeit große Probleme, seinem normalen Tagesablauf nachzugehen. „Ich war oft schon nach dem Zähneputzen fix und fertig. Den Gurt meines Autos habe ich zum Beispiel mit einer Wäscheklammer von meinem Körper ferngehalten, da der Druck auf meine Haut sonst zu stark gewesen wäre. Keine Uhr, keinen Gürtel, nichts konnte ich auf meinem Körper mehr ertragen. Ich musste wirklich enorme Energie und Kraft aufbringen, um durch die Schmerzen nicht wahnsinnig zu werden."

Der verzweifelte Patient ließ schließlich seine Amalgamfüllungen entfernen. Keine Besserung. Er fand sich damit ab, dass nur Schmerzmittel bei akuten Schüben ein wenig helfen konnten. Die Entfernung von Nervensträngen versprach auch keine Hilfe auf Dauer. Die Ärzte hatten ihn sowieso schon lange aufgegeben und ihm prophezeit, dass er mit den Schmerzen leben müsse. „Vor lauter Verzweiflung habe ich schon einmal daran gedacht, mit dem Leben Schluss zu machen."

Die täglichen Qi Gong-Übungen zur Harmonisierung des Körpers rundeten das Schmerz-Therapie-Programm ab.

Über einen Fernsehbericht wurde seine Frau auf die Klinik der Traditionellen Chinesischen Medizin in Kötzting aufmerksam. Im November 1995 verschlechterte sich Edmund Rabensteins Zustand derart, dass dieser Klinikaufenthalt seine letzte Hoffnung war. Nach einer Zungendiagnostik und intensiven Gesprächen mit den dortigen Spezialisten, wurde Edmund Rabenstein täglich im Wechsel mit Akupunktur und Akupressur behandelt. Der chinesische Tee, den er täglich trank, wurde individuell für ihn zusammengestellt. Die Qi Gong-Übungen zur Harmonisierung der körpereigenen Kräfte rundeten das Tages-Programm ab.

„Am Anfang stand ich der Behandlung recht skeptisch gegenüber, da alles fremd war." In den ersten zwölf Tagen ging es Edmund Rabenstein auch sehr schlecht. **Das Kortison, das ihm über Jahre verabreicht worden war, wurde schlagartig abgesetzt. Die anderen Schmerzmittel reduzierte man nach und nach. „Ich habe die ersten Tage nur im Bett verbracht und wollte auch niemanden sehen. Ich fühlte mich kraftlos und war einfach nur depri-**

miert. Dann plötzlich, quasi über Nacht, war ich das erste Mal schmerzfrei. Ich musste mich nicht mehr kratzen. Das war ein Tag wie Weihnachten und Ostern zusammen."

Am 29. Dezember 1995 wurde Edmund Rabenstein aus der Klinik entlassen. Der vierwöchige Klinik-Aufenthalt, der von der Krankenkasse gezahlt wurde, hatte ihm die unerträglichen Schmerzen nehmen können. Eine 100-prozentige Heilung gibt es allerdings nicht. Heute praktiziert Edmund Rabenstein täglich für 20 Minuten Qi Gong und weiß sich bei akuten Schmerzen mit Akupressur zu helfen.

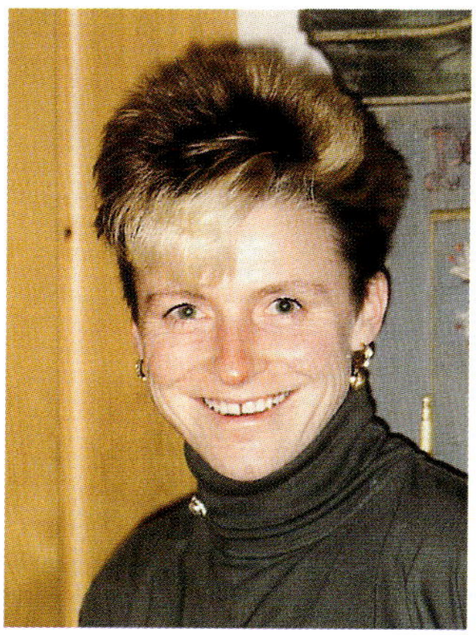

Ein schwerer Heuschnupfen konnte bei Anita Feigl durch Traditionelle Chinesische Medizin weitgehend austherapiert werden

Allergien ohne Ende – Kräutertees und Akupunktur brachten die Wende

Der Leidensweg von Anita Feigl begann Ostern 1990: „Zu der Zeit verspürte ich einen starken Juckreiz in den Augen. Ich suchte den Augenarzt auf. Er erklärte mir, dass meine Beschwerden auf eine Pollenallergie zurückzuführen seien." Für Anita Feigl gab es dafür keine logische Erklärung. Denn weder sie noch ihre Familie hatten bis dahin etwas mit Allergien zu tun gehabt.

„Als mich der Arzt danach fragte, ob ich zu Hause einen Osterstrauß hätte, war es klar: Ich hatte Zweige von Erlen und Haselsträuchern sowie Palmweiden in der Wohnung – und auf diese Pollen reagierte ich allergisch", erinnert sie sich. Einige Wochen später, als andere Bäume und Sträucher blühten, bekam sie einen starken Schnupfen, der mit unangenehmen Niesanfällen begann.

Immer krank bei schönem Wetter

Anita Feigl nahm zu dieser Zeit Tabletten, deren Wirkung aber immer stärker zurückging. „Bei schönem Wetter fühlte ich mich hundeelend, musste tageweise zu Hause bleiben und konnte nicht zur Arbeit gehen. Meine Nase triefte ununterbrochen. Der Kopf und die Nasennebenhöhlen waren total zu, meine Augen rot und verquollen. Ich war völlig unfähig, mich auf meine Arbeit zu konzentrieren."

Dieser Zustand dauerte etwa ein Jahr. Dann ging Anita Feigl zu einem Allergologen. Der diagnostizierte Heuschnupfen. „Ich ließ den so genannten Prick-Test über mich ergehen. Dieser zeigte, dass ich gegen Frühblüher und einige Lebensmittel allergisch war." Von ihrem Allergologen erhielt sie Antihistamin-Präparate, die ihr allerdings nicht halfen.

Ich fühlte mich wie neugeboren. Kein Husten, kein Nieser mehr. Nachts konnte ich wieder schlafen.

„Im folgenden Herbst sollte ich eine Hypersensibilisierung vornehmen lassen. Mehrere Monate lang hätte ich dann jede Woche eine Spritze bekommen. Als ich damals die Arztpraxis verließ, sah ich, wie ein Mann, der zuvor eine solche Spritze bekommen hatte, mit dem Notarzt abtransportiert wurde. Diagnose: Allergischer Schock. Da stand für mich fest: Eine solche Therapie kommt nicht in Frage. Zumal mir mein Arzt sagte, dass Hypersensibilisierungen nur in 30 Prozent der Fälle helfen – bei vielen Patienten kann sich die Krankheit sogar weiter verschlimmern."

1993 wurde es mit der Allergie noch schlimmer. Mit Beginn der ersten Blüten litt sie an einem Dauerschnupfen, verquollenem Gesicht und dicken Augen. Hinzu kam ein schlimmer Reizhusten. „Insbesondere nachts, wenn ich im Bett lag, überfielen mich richtige Asthmaanfälle. Ich versuchte es mit allen Präparaten, die mir der Arzt gab – letztlich ohne Erfolg. Auch hoch dosiertes Kalzium zeigte keine Wirkung."

Wie neugeboren durch Traditionelle Chinesische Medizin

Anita Feigl ging zu ihrem Hausarzt und schilderte ihm ihr Leiden. „Er griff sofort zum Rezeptbuch, doch die Medikamente, die in Frage kamen, kannte ich schon. Kortison stand noch aus, doch darauf verzichtete ich bewusst.

Dann erzählte er mir die Krankheitsgeschichte seines Sohnes, der unter Heuschnupfen litt und von einem Arzt für Chinesische Medizin geheilt wurde."

Und so fand Anita Feigl einen Arzt für Chinesische Medizin. „Dieser Arzt fragte nach meinen Beschwerden, untersuchte mich und behandelte mich schließlich mit sechs Akupunkturnadeln. Dazu verschrieb er mir eine Teemischung. Als ich seine Praxis verließ, fühlte ich mich wie neugeboren. Kein Husten, kein Nieser mehr. Nachts konnte ich wieder schlafen.

Nach einigen Tagen kam der Schnupfen wieder, diesmal aber schwächer als vorher. Ich ließ mich erneut akupunktieren. Danach war ich völlig beschwerdefrei." Erst drei Jahre später, im Frühjahr 1996 kam es dann noch mal zu einem Heuschnupfen, diesmal allerdings in abgeschwächter Form und ohne Asthmaanfälle. Anita Feigl: „Ich ging wieder zum chinesischen Arzt, bekam aber diesmal nur vier Nadeln – mit erneutem Erfolg: Der Schnupfen verschwand, ich war beschwerdefrei."

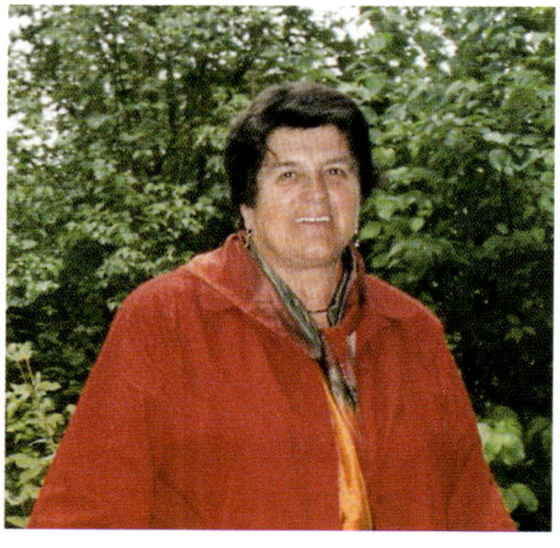

Anna Zunner litt 10 Jahre unter Neurodermitis. Nach nur fünf Wochen Intensivbehandlung in einer TCM-Klinik wurde sie als gesund entlassen

Zehn Jahre Neurodermitis – die Chinesische Medizin wusste Rat

Vor über 10 Jahren fingen die Qualen bei Anna Zunner an: „Überall musste ich mich kratzen, an Armen, Beinen, Rücken – nur das Gesicht blieb ausgespart." Sie ging zum Hautarzt, doch es gab keine eindeutige Diagnose. Fest stand nur: Eine typische, leicht behandelbare Hautkrankheit war es jedenfalls nicht.

Anna Zunner ließ nicht locker, suchte alle Hautärzte in der Gegend auf, doch helfen konnte ihr niemand. Einer wollte eine psychosomatische Störung erkannt haben: „Frau Zunner, Ihre Haut ist ein Spiegelbild Ihrer Seele, bringen Sie Ihr Seelenleben in Ordnung!" Schließlich stellte man fest: Sie litt an einer starken und von der Schulmedizin als unheilbar betrachteten Form von Neurodermitis. Die Ärzte versuchten es mit den verschiedensten Medikamenten, Kortisonsalben und Bestrahlungen – doch der Erfolg blieb aus. Anna Zunner erinnert sich: „Es wurde immer schlimmer, ich konnte nur noch heulen."

Dann wurde sie in eine bekannte Klinik nach Davos geschickt – doch wieder war es ein Fehlschlag. „Die Ärzte dort nahmen mir die letzte Hoffnung. 'Für Sie, Frau Zunner, können wir gar nichts tun, aber bleiben Sie doch einige Tage in der Klinik, erholen Sie sich ein wenig.' Ich habe Ölbäder und Massagen bekommen, verschiedene Salben wurden aufgetragen. Aber eine sichtbare Besserung ist nicht eingetreten."

Ihre Haut ist ein Spiegelbild Ihrer Seele, bringen Sie Ihr Seelenleben in Ordnung!

Anna Zunner gab aber nicht auf, suchte weiter nach möglichen Heilungswegen. Über einen Orthopäden erfuhr sie schließlich von einer Klinik in Deutschland, die nach den Methoden der Traditionellen Chinesischen Medizin behandelt. „Anfangs war ich skeptisch. Nach all den Misserfolgen hatte ich eigentlich den Glauben an die Medizin verloren."

Doch die chinesischen Ärzte wussten sofort, wie die hartnäckige Hautkrankheit behandelt werden musste. Eine spezielle Tinktur, dann Akupunktur und Tuina-Massagen. Ganz wichtig waren auch der Tee und die Bewegungstherapie Qi Gong. Das brachte schon innerhalb weniger Tage eine sichtbare Besserung.

Anna Zunner blieb fünf Wochen in der chinesischen Klinik. Als sie nach Hause kam, war sie weitgehend gesund. „Ich war überglücklich, nun konnte ich wieder ein normales Familienleben beginnen."

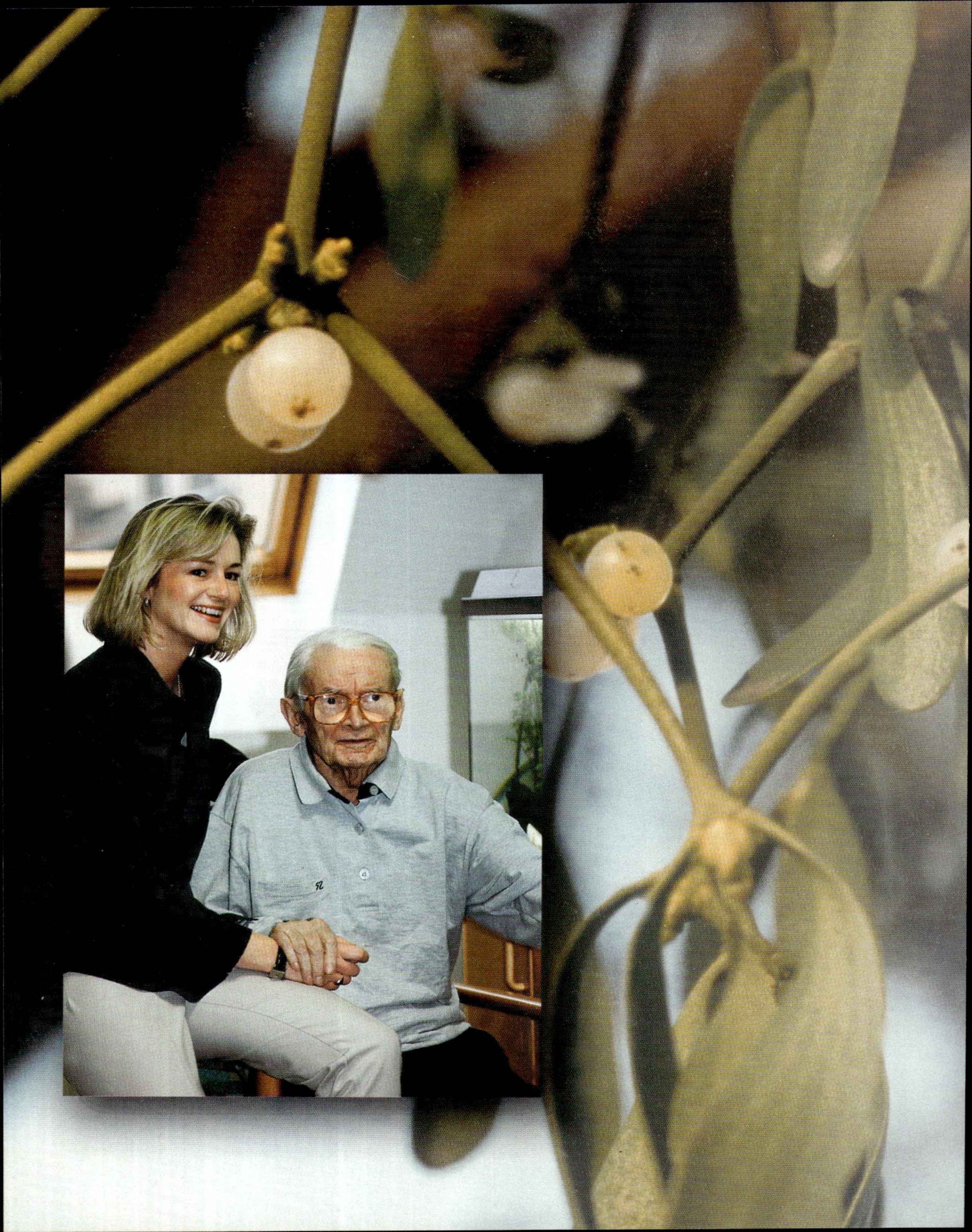

7. Kapitel

Anthroposophische Medizin

Wo man den Körper als Brücke zum Seelisch-Geistigen sieht

Begründer der anthroposophischen Bewegung war Rudolf Steiner (1861-1925). Seine Lehren werden nicht nur in der Medizin angewandt, sondern auch in Pädagogik, Religion und Kunst. Die griechischen Begriffe, antropos = Mensch und sophie = Weisheit, bezeichnen eine Wissenschaft um das gesamte Menschsein

In diesem Kapitel: • Dr. med. Bartholomeus Maris: Anthroposophische Medizin in der Frauenheilkunde • Ada van der Star: Anthroposophische Altenpflege – Individualität und Würde des Menschen wahren • Diagnose Krebs – die Anthroposophische Medizin rettete mein Leben • Nierenkrankes Kind – endlich frei von Kortison • Nach Brustkrebs: Kombinationstherapie brachte die Wende

Experte Dr. Bartholomeus Maris, Arzt:

Anthroposophische Medizin in der Frauenheilkunde

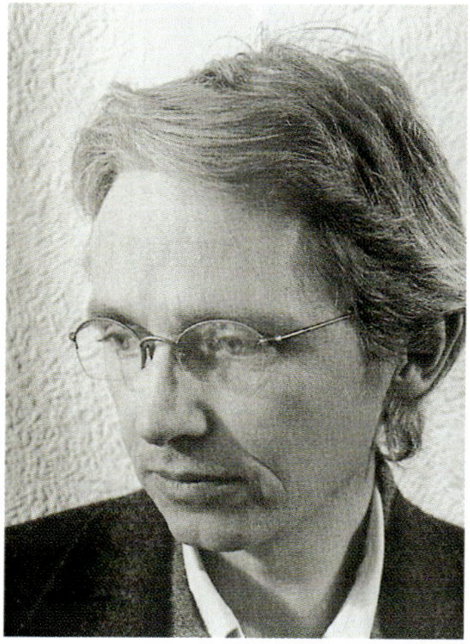

Dr. med. Bartholomeus Maris, anthroposophischer Frauenarzt: „Wir unterstützen unsere Patientinnen, um ihre Eigenaktivitäten und Selbstheilungskräfte zu fördern"

Bart Maris, gebürtiger Niederländer, ist im Alter von 19 Jahren zum ersten Mal mit der Anthroposophie in Berührung gekommen. Er studierte Medizin, arbeitete im Gemeinschaftskrankenhaus Herdecke und machte Freiwilligendienst im Notärztekomitee Cap Anamur. Heute ist er niedergelassener Arzt für Frauenheilkunde im „Therapeutikum" in Krefeld. Dr. Maris ist verheiratet und Vater von vier Kindern.

Frauen in schwierigen Lebensphasen begleiten

Wir anthroposophischen Ärzte müssen mindestens genauso gut wie Schulmediziner sein. Da wir aber nicht nur die körperliche Ebene sehen, brauchen wir zusätzliche Fähigkeiten. Wir müssen uns ein Bild von der jeweiligen Konstitution des Patienten machen und seine seelische Phase einschätzen können. In der Frauenheilkunde müssen wir erkennen, in welcher Entwicklungsphase die Frau steht, und welche Lebensziele sie hat. Ein typisches Beispiel sind die Wechseljahre. Alles zeigt an, dass sich der Organismus in einer Veränderung befindet. Das kann auch einen Wendepunkt im Leben einer Frau bedeuten, an dem sie ihre Lebensziele neu überdenken und ausrichten kann.

Wir anthroposophischen Frauenärzte begleiten diesen Wechsel, greifen allerdings nicht direkt ein. Wir unterstützen unsere Patientinnen, um ihre Eigenaktivitäten und ihre Selbstheilungskräfte zu fördern. Wechseljahre sind häufig auch eine große Chance für ein „zweites Leben". Wir sagen den Patientinnen, dass sie ihre Individualität ausleben sollen: „Achte auf dich selbst, tue, was du dir vorstellst. Sieh die Chance, die dir dein zweites Leben gibt!"

Gemeinsames Bemühen um die beste Therapie

Das „Therapeutikum", in dem Dr. Maris arbeitet, ist ein Zusammenschluss von Ärzten und Therapeuten, die sich für die Anthroposophie im Gesundheitswesen einsetzen. Hier arbeiten ein Kinderarzt, ein Internist, ein Frauenarzt, ein Allgemeinmediziner und Therapeuten für Heileurythmie, Kunst- und Sprachtherapie.

Dr. Maris nennt einige Beispiele für die kombinierte therapeutische Arbeit: „Wenn es bei Schwangeren Anzeichen für eine Frühgeburt gibt, sind mit Heileurythmie ganz erstaunliche Erfolge zu erzielen. Auch bei Beschwerden der Wechseljahre ist Heileurythmie sehr hilfreich, besonders in Verbindung mit Kunsttherapie.

Bei Krebsbehandlungen setze ich nicht ausschließlich auf die Misteltherapie. Heileurythmie und Kunsttherapie gehören zum Gesamttherapiekonzept. Als Arzneimittel kommen gelegentlich auch schulmedizinische Präparate zum Einsatz, überwiegend aber Mittel aus der Pflanzenheilkunde und homöopathische Medikamente. Wir wenden auch stark verdünnte Metallpräparate an: so zum Beispiel Silber für die Fortpflanzungsorgane, Zinn für die Leber und Gold fürs Herz."

Expertin Ada van der Star, Altenpflegerin:

Anthroposophische Altenpflege – die Würde des Menschen wahren

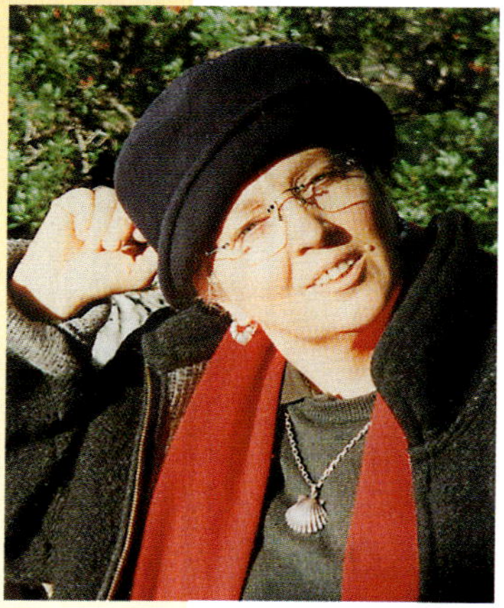

Ada van der Star: „Der würdevolle Umgang mit den Menschen gehört zum Leitbild der Anthroposophen"

Die gebürtige Niederländerin Ada van der Star hat viele „anthroposophische Stationen" hinter sich: Arlesheim, Herdecke, Ahrensburg. Heute ist sie als Ausbilderin in der Altenpflegeschule in Frankfurt tätig. Sie hat ein Handbuch über anthroposophische Altenpflege und Sterbebegleitung geschrieben. Ada van der Star lebt mit ihrer Freundin und Lebenspartnerin und einer weiteren Freundin in einem „Drei-Frauen-Haus" in Frankfurt.

Es geht nicht nur um den Körper – Geist und Seele müssen auch mitgepflegt werden

Wir Anthroposophen nennen die Betreuung alter Menschen die „schöpferische Pflege". Wir versuchen den Körper als Brücke zum Seelisch-Geistigen des Menschen zu sehen. Der Körper ist dabei zwar durchaus das eigentliche Arbeitsfeld der Pflege, aber in der Hinsicht, dass in der Pflege des Körpers die Seele und der Geist des Menschen angerührt und mitgepflegt werden. Wir berücksichtigen die Ganzheit des Menschen, die nicht nur aus dem Körper besteht. Das gilt für die Pflege des alten Menschen und erst recht für die Sterbebegleitung. Die Wahrung der unverwechselbaren Individualität des Menschen und seiner Würde steht im Mittelpunkt unserer Arbeit. Selbstverständlich beachtet man die üblichen Verfahren der konventionellen Grundpflege. Doch das reicht bei dieser Arbeit mit dem alten Menschen nicht aus.

Wir Anthroposophen müssen geschulte Hände haben. Wenn ein alter Mensch berührt wird, kann man an seinen Muskeln und an der Kör-

perwärme spüren, wie er in seinem Leib wohnt. Wir lernen zuerst die vielfältigen Möglichkeiten der Einreibungen. Es sind vereinfachte rhythmische Massagen: kreisende, warme Berührungen, die den Menschen helfen sollen, ihre Grenzen zu spüren. Erst danach lernen die Auszubildenden die weitere Pflege. Wir müssen sehen, ob der betreffende alte Mensch gebunden oder in einem gelösten Zustand ist. Ein Mensch, der schlecht bei sich selbst ist, bei dem versucht man die Seele an den Körper zu binden – mit Einreibungen. Ein Mensch, der stark verkrampft ist, wird in einen gelösten Zustand gebracht.

Anthroposophen nehmen jeden Menschen, egal in welchem Zustand er sich befindet, sehr ernst. Selbst bei einem Menschen, der verwirrt ist, wissen wir, wie wir uns verhalten müssen, denn wir sehen, dass sein „Ich" gesund ist. Das ist für uns entscheidend. In der Regel kennen wir die Biographien der zu Betreuenden ganz genau. Das hilft uns zu erkennen, wie wir uns verhalten sollen. In schwierigen Fällen steht auch ein Psychologe zur Verfügung.

Die Wahrung der unverwechselbaren Individualität des Menschen und seiner Würde stehen im Mittelpunkt.

Der würdevolle Umgang mit dem Menschen gehört zum Leitbild der Anthroposophen. Die alten Menschen werden nicht geduzt. Auch für eine angenehme Umgebung ist gesorgt. Wir erfüllen ihre Wünsche, wenn es möglich ist. Wenn zum Beispiel zwei alte Menschen, Mann und Frau, ein Paar werden wollen, dann können sie zusammenleben, auch ohne Trauschein. Wir achten nur darauf, dass es der Wunsch beider Partner ist.

Anthroposophische Sterbebegleitung

Jeder Mensch geht auf ganz individuelle Art auf das Sterben zu. Wir sprechen vom „Absterben" und vom „Entwicklungsweg". Das Absterben sieht man bei Menschen, die keinen Lebenswillen mehr haben. Sie hadern mit ihrer Situation, fühlen sich alleine, glauben von Gott vergessen zu sein. Diesen Menschen versuchen wir zu zeigen, welche Entwikklung noch möglich ist. Das ist eine ganz schwierige Aufgabe. Wir führen oft viele Gespräche. In Form einer Rückschau können wir versuchen, den Betroffenen zu aktivieren. Aber das gelingt nicht immer.

Dann gibt es die Menschen, die sich schon früher mit der anderen, geistigen Welt beschäftigt haben. Diese Menschen begleiten wir auf ihrer Reise.

Wir sorgen dafür, dass der Sterbende vorbereitet ist, dass er ungestört sein Ziel erreicht. Auffallend ist bei einigen Sterbenden, dass sie vor dem Tod an Verwirrung leiden. Einem solchen Menschen können wir vielleicht helfen, indem wir ihm über seinem Bett einen Himmel wie bei einer Babywiege bauen. Der Sterbende bekommt dadurch eine Art Hülle, fühlt sich geborgen und hört mit dem Schreien auf.

Die anthroposophische Sterbebegleitung sieht vor, dass man durchaus nicht allein in einem Zimmer sterben soll. Wenn zwei alte Menschen lange Zeit zusammen ein Zimmer geteilt haben, und beide damit einverstanden sind, dann wird der Sterbende nicht verlegt. Ist der Tod eingetroffen, dann bleibt der Tote bis zu drei Tage lang aufgebahrt. Wir sorgen für eine entsprechende Atmosphäre. Er wird ein letztes Mal gepflegt und angekleidet.

Für die Menschen, die Abschied nehmen wollen, stehen Stühle, Wolldecken, die Bibel und anderes zur Verfügung. Wir glauben, dass der Tote in den drei Tagen nach dem Tod sein Leben rekapituliert. Als Angehöriger hat man in dieser Zeit die Möglichkeit, seinen Rückblick zu begleiten. Vor der Aussegnung, in der Zeit bevor der Sarg geschlossen wird, erzählt man sich Biographisches aus dem Leben des Verstorbenen. Diese drei Tage sind sehr wichtig: Für den Gestorbenen und für den Menschen, der in Ruhe vom Toten Abschied nehmen kann.

Sterben ist grundsätzlich ein reiches Betätigungsfeld: Für den Sterbenden ist es einer der wichtigsten Momente. Für das Leben nach dem Tod ist es der Orientierungspunkt schlechthin. Wir als Begleiter versuchen dabei zu helfen, dass der Sterbende das so erleben kann.

Diagnose Krebs – die Anthroposophische Medizin rettete mein Leben

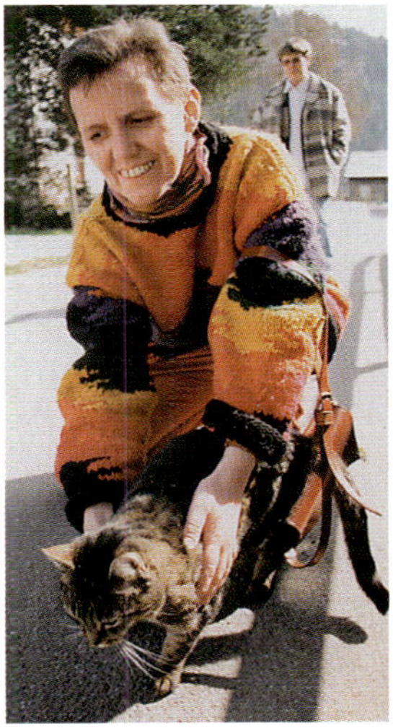

Hedwig Cvach brach nach 24 erfolglosen Chemos die schulmedizinische Behandlung ab: Ein Aufenthalt in einer anthroposophische Klinik brachte den Heilerfolg

„Von der anthroposophischen Medizin hatte ich vorher keine Ahnung. Ein Bekannter nannte mir den Namen eines anthroposophischen Arztes in Wien. Gott sei Dank – denn so habe ich einen anderen Umgang mit meiner Krankheit gelernt." Hedwig Cvach hat ihre anfängliche Skepsis mittlerweile völlig abgelegt. Aus einer hoffnungslosen Patientin ist ein Mensch voller Zuversicht geworden. Dank der Anthroposophischen Medizin hat sie einen Weg gefunden, mit ihrer schweren Krankheit – Krebs – leben zu können.

Hedwig Cvach, Mutter zweier Töchter, war schon als Schulkind ein aufgewecktes, aber ängstlich-scheues Kind. Unvergesslich für sie lebt in ihrer Erinnerung eine tiefe Verletzung durch einen Lehrer. Um ihren Sprachfehler zu korrigieren, musste sie vor der ganzen Klasse Sprachübungen machen, die zur Belustigung der anderen Anlass gaben. Sie fühlte sich in ihrem Selbstwertgefühl so tief verletzt, dass sie nächtelang weinte und den peinigenden Schmerz in ihrer Seele nicht überwinden konnte.

In ihrer weiteren Entwicklung wiederholten sich solche Situationen mehrfach. Auch ihr Krankheitsweg begann sehr früh. Hedwig Cvach erinnert sich: „Mein Leidensweg begann mit 18 Jahren, kurz nach den Abschlussprüfungen der Textilschule. Ich bekam eine schwere Gastritis, war fast drei Monate lang krank. Ich arbeitete dann als Schneiderin, doch wieder kamen gesundheitliche Probleme. Eitrige Mandeln führten zu einer Herzmuskelentzündung und zwangen mich dazu, den Beruf aufzugeben. Dann begann ich ein Studium. Nach den zwei Jahren unterrichtete ich an einer Schule. Mein Vater, der mich immer wohlwollend unterstützt hatte, war noch während meiner Studienzeit tödlich verunglückt. Ich hatte aber noch genügend Kraft, das alles durchzustehen. Erst nach meiner Heirat und der Geburt zweier Kinder meldete sich ganz langsam meine Krankheit wieder. Es war Ende 1984, als die Magenschmerzen unerträglich wurden. Der Arzt diagnostizierte wieder eine Gastritis. Ich hielt mich an seine Therapieanweisungen, obwohl ich schon damals wusste, dass sie keine Heilung bringen konnten, da die Schmerzen immer stärker wurden. Von einem anderen Arzt erfuhr ich dann per Telefon: „Entweder Sie lassen sich sofort operieren, oder Sie sind in zwei Wochen tot – Sie haben Magenkrebs im Endstadium."

Die anthroposophische Medizin hat mich gelehrt, auf mich selbst zu achten und auf meine Seele zu hören.

Für Hedwig Cvach brach eine Welt zusammen. Eine radikale Operation wurde unvermeidbar. Vier Fünftel des Magens wurden entfernt, außerdem die Milz, die Galle, Teile vom Dick- und Dünndarm, Lymphknoten und das Bauchnetz. „Eine Woche später wurde mir so nebenbei gesagt, dass ich eine Chemotherapie bekommen würde. Die wurde mir als einziger Strohhalm angeboten. Ich musste zusagen, es blieb mir ja keine andere Wahl." 14 schreckliche Monate mit insgesamt 24 Chemotherapien folgten. Meine Spital-Aufenthalte brachten nicht viel, jedes Mal kam ich krank nach Hause. Schlimm war auch, dass ich mit niemandem über meine Krankheit reden konnte. Ich fühlte mich oft wie eine Aussätzige. Irgendwann sagte mir mein Arzt: „Bei Ihnen machen wir die Chemo bis zum Geht-Nicht-Mehr. Denn entweder sterben Sie an der Krankheit oder an der Therapie." Im Dezember 1986 hatte Hedwig Cvach dann endlich den Mut, die Therapie abzubrechen.

Über einen Bekannten erfuhr sie von einem anthroposophischen Arzt in Wien. Wenige Monate später war sie zum ersten Mal in der anthroposophischen Klinik in Öschelbronn. „Endlich sind Menschen da, die mit mir reden, die sich Zeit nehmen. Ich sehe den Unterschied zwischen den normalen Krankenhäusern und der anthroposophischen Klinik. Ich darf wieder Mensch sein und selbst etwas zu meiner Gesundheit beitragen. Die Behandlung tut mir gut.

Auch als sich neue Knoten bildeten, und ich wieder diese Angst verspürte, erfuhr ich durch die anthroposophischen Ärzte viel Gutes. Ich darf mich fallen lassen, meine Ängste werden wahrgenommen, Gespräche finden statt. Ich erhielt Mistelspritzen, dazu Massagen und Bäder. Zusätzlich machte ich eine Kunsttherapie, malte auch zu Hause und nahm an der Heileurythmie teil."

Als Hedwig Cvach im September 1995 in die „Fliege-Sendung" kam, war sie auf einem guten Weg, ihre Krebs-Erkrankung zu überwinden. Die Therapien schlugen schon damals an. Sechs Jahre danach befindet sie sich in guter körperlicher Verfassung. Mit ihrem Leben ist sie rundherum zufrieden. „Die anthroposophische Medizin hat mich gelehrt, auf mich selbst zu achten und auf meine Seele zu hören. Ich habe gelernt in mich hineinzuhorchen, die Krankheit als Partner anzunehmen, sie zu akzeptieren. Ich habe gelernt, Grenzen zu setzen, auch mal „Nein" sagen zu können. Ich weiß jetzt, dass die Krankheit für mich eine große Chance war. Ich habe mich damals mit meiner Biographie beschäftigt, habe nach Defiziten in meinem Leben gesucht, und konnte damit wichtige, damals noch ungelöste Konfliktherde erkennen und Lösungsversuche angehen. Ich habe eigentlich ein ganz neues Leben begonnen. Das hat mir und meiner Familie sehr gut getan. Heute schaffe ich mir meinen eigenen Raum, wo ich ungestört bin. Meine Familie akzeptiert das, und mein Mann hilft, wo er kann. Unsere Beziehung ist noch tiefer und schöner geworden.

Und noch etwas ist sehr wichtig für mich: Ich weiß jetzt, dass meine Krankheit eine große Chance war. Ich habe durch sie erst gelernt, was Leben heißt. Ich sehe heute alles aus einem anderen Blickwinkel. Ich kann andere Menschen, insbesondere Krebskranke, viel besser verstehen und begleiten, teilweise bis zum Sterben.

Die Misteltherapie hat Hedwig Cvach bald beenden können. Die anthroposophische Medizin braucht sie im Moment nicht mehr. Und Hedwig Cvach hat weitere Schritte unternommen, um ihrem Leben neue Impulse zu geben: „Ich habe Reiki kennen gelernt – das tut mir sehr gut. Außerdem setze ich auf die natürliche Heilkraft der Bachblüten. Mein neues Steckenpferd ist aber die Beschäftigung mit dem Schamanismus. Diese Arbeit hat mein Leben bereichert. Eigentlich bin ich zu einer Art Heilerin geworden. Ich könnte auch anderen Menschen helfen."

Die anthroposophische Medizin war mein Weg, um geheilt zu werden. Von ihr habe ich die Kraft bekommen, mein Leben neu zu ordnen. Für mich war Anthroposophie ein Fremdwort, aber diese Medizin hat mir wohl das Leben gerettet.

Nierenkrankes Kind – endlich frei von Kortison

Ulrike Hölle ist als Waldorfschülerin mit Anthroposophie groß geworden. Für sie und ihre Kinder ist es selbstverständlich, die Dienste eines anthroposophischen Arztes in Anspruch zu nehmen. Als Tochter Sophie im Alter von vier Jahren eine Nierenerkrankung erlitt, wurde sie nach einem Klinik-Aufenthalt anthroposophisch behandelt. Mit guten Ergebnissen: Sophie ist wieder gesund. Ulrike Hölle lebt mit ihrem Mann und den zwei Töchtern Sophie und Saskia in München. Das Ehepaar Hölle betreibt gemeinsam eine Werbeagentur.

In der anthroposophischen Medizin wird die Krankheit nicht künstlich unterdrückt. Sie wird zugelassen, soll vom Patienten erfahren und durchlebt werden. Gerade bei Kindern ist das wichtig. Diese Einstellung zeigt sich auch beim Impfen. In der Regel wird, wenn auch nicht immer, von Impfungen abgeraten. „Ich bin grundsätzlich gegen Impfungen, obwohl Sophie noch geimpft wurde. Da habe ich mich überreden lassen, allerdings war das eine Ausnahmesituation. Meine zweite Tochter Saskia habe ich dann nicht mehr impfen lassen."

Kortison schon für Vierjährige

Sophies Leiden begann im Alter von viereinhalb Jahren. Ihre Augen schwollen an. Zunächst wurde eine Bindehautentzündung festgestellt. Doch diese Diagnose erwies sich als falsch. Sophie litt an einer schweren Nierenkrankheit, musste sofort ins Krankenhaus. Die Ärzte vermuteten eine Erbkrankheit. „Das konnte aber nicht sein, denn in unserer Familie gab es keine Erkrankungen dieser Art. Sophie wurde in der Klinik mit Kortison behandelt, eine andere Alternative gab es dort nicht." Die Kortisongaben halfen aber nicht weiter. Sophie bekam weitere zahlreiche Schübe, die zu einer starken körperlichen Belastung führten. Die Nierenerkrankung schwächte zudem das gesamte Immunsystem. Das Mädchen konnte wochenlang nicht aus dem Haus, die Ansteckungsgefahr war zu groß. Daraufhin setzte Mutter Ulrike ihre ganze Hoffnung in die Anthroposophische Medizin.

Erst die kombinierte Behandlungsmethode führte zum Erfolg

Sophies Krankheit war sehr ernst, selbst ein tödlicher Verlauf wurde nicht ausgeschlossen. Der anthroposophische Arzt fand schließlich den richtigen Behandlungsweg. „Zuerst musste Sophie noch eine Zeit lang Kortison nehmen, seit drei Jahren haben wir es aber abgesetzt." Hilfreich waren sicherlich die homöopathischen Arzneimittel und eine radikale Ernährungsumstellung. Sophie musste auf Milchprodukte, Zucker und auf Fisch verzichten. Richtig erfolgreich wurde die Behandlung aber erst durch das Einbeziehen der Heileurythmie.

„Sophie macht seit ihrem achten Lebensjahr Heileurythmie, heute nicht mehr regelmäßig, denn mittlerweile ist sie gesund. Seit mehr als einem Jahr hat sie keine Schübe mehr."

Nach Brustkrebs: Kombinationstherapie brachte die Wende

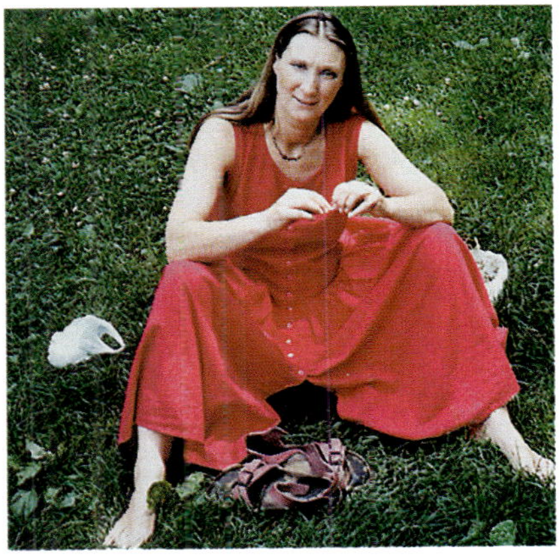

Thea Clostermann verlor nach der Diagnose Brustkrebs ihren Lebenswillen. Dank der anthroposophischen Kombinationstherapien hat für sie nun ihr zweites Leben begonnen

Thea Clostermann blieb lange Zeit von Krankheiten verschont. Doch als ihr erster Mann an Leukämie erkrankte und starb, erfuhr sie hautnah, was Leiden bedeutet. Frau Clostermann ist der Anthroposophie von Kindheit an verbunden. Sie ging zur Waldorfschule und arbeitete später als Sozialpädagogin in Waldorf-Einrichtungen. Jetzt ist sie mit dem Obstbauern Rolf Clostermann verheiratet. Mit ihm hat sie zwei Kinder, ein weiteres Kind aus ihrer ersten Ehe, und zwei Kinder, die ihr erster Mann mit in die

Ehe brachte. Im November 1999 spürte Thea Clostermann an ihrer Brust Verhärtungen, doch besorgt war sie zunächst nicht. „Ich hatte keine Angst, dass es Krebs sein könnte. In meiner Familie waren mir keine Krebsfälle bekannt, warum sollte es dann bei mir der Fall sein?"

Keine Zeit zum Kranksein

Thea Clostermann war in der anfänglichen Zeit ihrer zweiten Ehe sehr beansprucht: Familie, Obstanbau und Verkauf, dazu kamen einige ehrenamtliche Tätigkeiten. „Ich fühlte mich überlastet, ausgebrannt." Sie unternahm eine Reise in die USA zu ihrer Tochter aus erster Ehe. „Erst auf dieser Reise habe ich mich mit meinen Brustbeschwerden beschäftigt, habe mir eine Zeitschrift mit auf die Reise genommen, die von Brustkrebsfällen berichtete. Mir wurde richtig schlecht. Ich beschloss, nach meiner Rückkeh einen Frauenarzt aufzusuchen." Für Thea Clostermann kam nur ein anthroposophischer Arzt in Frage. „Mit meinen Kindern hatte ich gute Erfahrungen mit der Anthroposophischen Medizin gemacht, und habe sie im Krankheitsfall in ein Therapeutikum geschickt. Dort haben sich die Ärzte und Therapeuten sehr um die Kinder gekümmert." Nun suchte sie den Frauenarzt des Therapeutikums Krefeld, Dr. Maris, auf.

Die Beschäftigung mit meinem Leben hat mir viele Erkenntnisse gebracht.

Nach einer gründlichen Untersuchung stand die Diagnose fest: Krebs! Natürlich war Thea Clostermann geschockt. „Ich hatte fürchterliche Angst, dachte an Operation, an Chemotherapie. Mein erster Mann starb an Leukämie. Ich erinnerte mich an diese schrecklichen Behandlungsmethoden und an seine Leiden. Letztlich waren die Therapien die Todesursache. Er konnte einfach nicht mehr!" Thea Clostermann wurde ins anthroposophische Krankenhaus nach Witten-Herdecke überwiesen und dort sofort operiert. Die Ärzte fanden ein bösartiges Doppelkarzinom, die Brust musste entfernt werden.

„Ich fühlte mich an der Schwelle zum Tod. Erst ganz langsam entdeckte ich wieder eine Spur von Lebenswillen. Dies habe ich der besonnenen Art der anthroposophischen Ärzte zu verdanken. Von ihnen bekam ich die nötige Zeit und Ruhe, um mich mit meiner Krankheit beschäftigen zu können. Ich ließ mich bewusst auf die anthroposophischen Maßnahmen ein. Schon in

Herdecke bekam ich Mistelspritzen, machte Heileurythmie, stärkte mich durch eine Maltherapie."

Träume zeigen den Weg zur Heilung!

Mit ihrer Ärztin besprach Frau Clostermann ihre Träume. Es gab einen zentralen Traum, der sehr wichtig für sie war: „Ich befand mich mit meinem Sohn in einem Raum, mein Mann war auch dort. Dann verließ ich zusammen mit meinem Sohn diesen Raum und war auf einer Straße, die ich von früher aus Bagdad kannte (Thea Clostermann lebte mit ihrem ersten Mann zwei Jahre im Irak). Ich wollte zu einem Friedhof gehen, kam auf dem Weg dorthin aber an einem Schwimmbad vorbei. Mein Sohn stieg ins Schwimmbecken. Nach einiger Zeit verließen wir das Bad – zum Friedhof ging ich nicht mehr." Als sie mit ihrer Ärztin diesen Traum besprach, wurde ihr klar, dass mit der Straße und dem Friedhof ihr erster Mann gemeint war. „Ich musste erkennen, dass ich mich von ihm noch nicht verabschiedet hatte."

Erst ganz langsam entdeckte ich wieder eine Spur von Lebenswillen.

Eine Chemotherapie kam für Thea Clostermann nicht in Frage. Zunächst begann sie mit einer Hormontherapie, die aber bald wieder abgesetzt wurde. Nach dem Aufenthalt im Krankenhaus Herdecke ließ sie sich wieder von ihrem Frauenarzt in Krefeld behandeln. „Mistel spritze ich mir immer noch, die werde ich wohl noch einige Jahre brauchen." Auch Heileurythmie macht sie weiter.

Ganz besonders wichtig – die Biografiearbeit

„Die Beschäftigung mit meinem Leben hat mir viele Erkenntnisse gebracht. Ich kann jetzt viele Dinge besser einordnen und habe auch meiner Krankheit einen Sinn gegeben." Thea Clostermann glaubt an die anthroposophische Lebensordnung, die sich in bestimmten Zyklen ausdrückt. „Ich fand die Knotenpunkte in meinem Leben: Mit 20 habe ich mich von meinem Elternhaus gelöst, bin gegen den Willen meiner Eltern mit meinem Mann nach Bagdad gegangen. Mit 27 verlor ich meinen ersten Mann. Mit 35 habe ich begonnen, mir eine berufliche Existenz aufzubauen. Mit 40 habe ich dann ein zweites Mal geheiratet und mit 47 hat für mich mein zweites Leben begonnen."

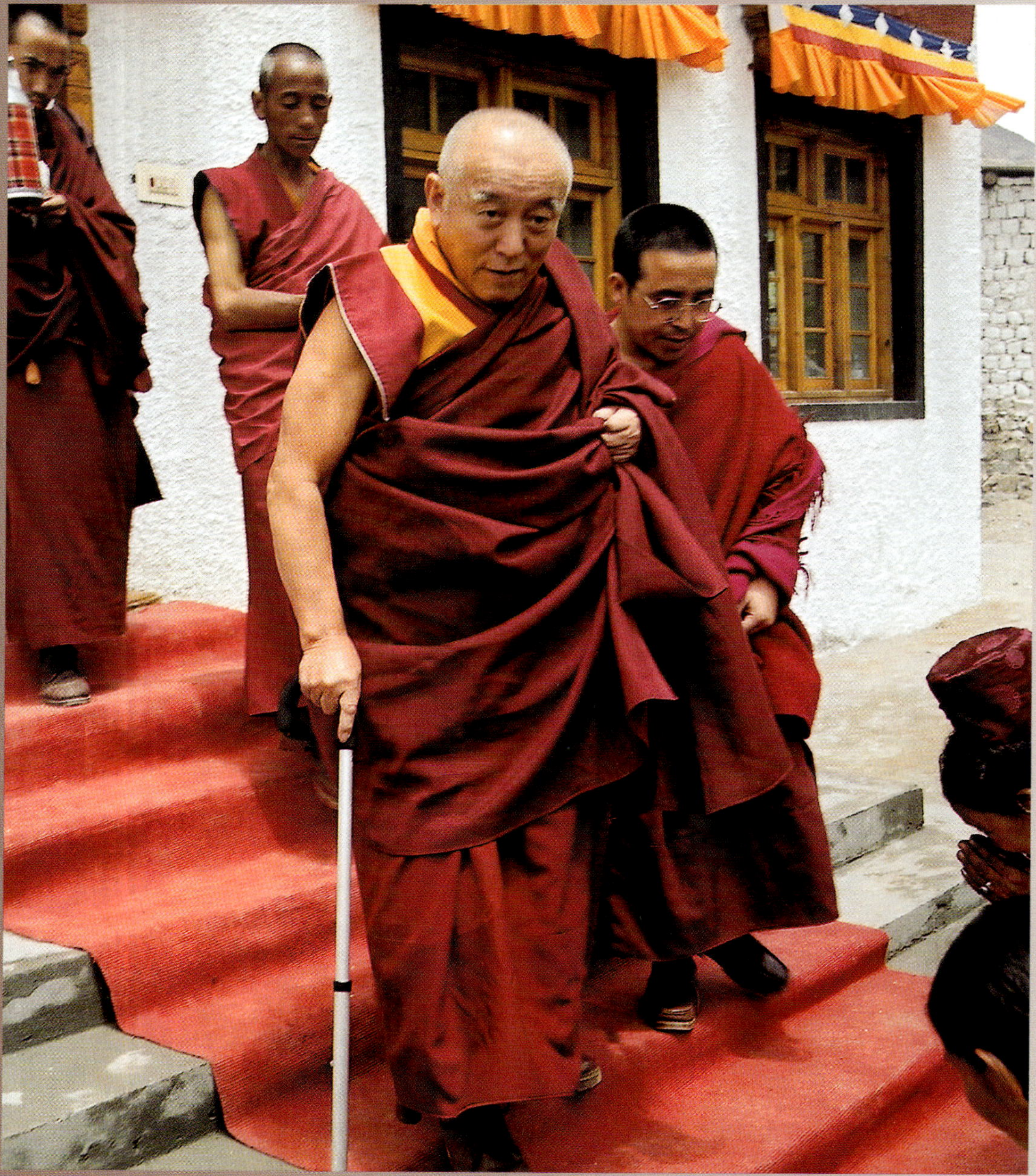

8. KAPITEL

Tibetische Medizin

Eine Körper-Geist Therapie, die alle Dimensionen des Seins umfasst

Das Zentrum der Tibetischen Medizin liegt heute in Dharamsala in Indien, wo der Dalai Lama seit seiner Flucht (1959) lebt. In der Tibetischen Medizin wirken verschiedene östliche Heilsysteme in Kombination mit der buddhistischen Philosophie. Die Bandbreite der Heilmethoden ist sehr vielschichtig. Sie bezieht neben Kräuterrezepturen, Moxibustion und Akupunktur auch die richtige Ernährung und Lebenseinstellung mit ein

In diesem Kapitel: **• Dr. Tenzin Choedrak: Tibetische Kräuterpillen, Heilnahrung, Geduld und Toleranz • Nach Herzinfarkten und Bypass: Arterien frei durch Padma 28 • Vom tibetischen Heilwissen profitierte auch der Filmemacher • Nach drei Herzinfarkten bei bester Gesundheit**

Experte Dr. Tenzin Choedrak, Leibarzt des Dalai Lama:

Tibetische Kräuterpillen, Heilnahrung, Geduld und Toleranz

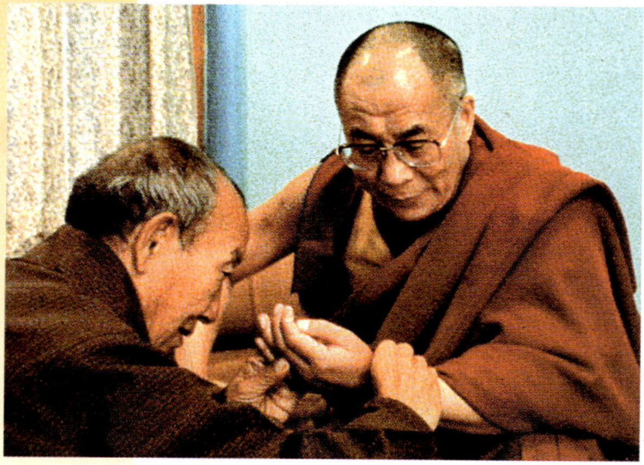

Dr. Tenzin Choedrak, Leibarzt des Dalai Lama: „Geduld und Toleranz sind das beste Rezept für das Leben"

Tenzin Choedrak, Jahrgang 1922, stammt aus einem abgelegenen Gebirgsort in Tibet. 1956 wird er im Alter von 34 Jahren als Leibarzt des Dalai Lama berufen. 1959, zehn Jahre nach dem Einmarsch chinesischer Truppen in Tibet, wird Tenzin Choedrak als Spion verhaftet und verbringt 21 Jahre in chinesischer Gefangenschaft. 1980 kann er nach Indien fliehen. In Dharamsala, dem Sitz der tibetischen Exilregierung, tritt er erneut in den Dienst des Dalai Lama, eröffnet das berühmte Medizininstitut Mentse Khang wieder und praktiziert dort bis zum heutigen Tag die traditionelle Tibetische Medizin. Choedrak gilt als einer der erfahrensten und wichtigsten Repräsentanten der Tibetischen Medizin.

Tibetische Ärzte vertiefen sich in ihrer Ausbildung fünf Jahre lang in das überlieferte Wissen ihrer Kultur. Sie studieren Grundlagen und Praxisanwendungen rund um Akupunktur oder Heilpflanzenkunde. Sie lernen, wie die wirksamen Pillen aus handverlesenen Kräutern hergestellt werden und bei welchen Krankheiten sie helfen. Zudem müssen sie die tibetische Astronomie und Astrologie beherrschen und sich beständig in buddhistischer Meditation üben.

Pulsdiagnose, Urinschau und heilende Kräuter

Im Westen gilt die tibetische Heilkunst als Wundermedizin. Mehr und mehr Menschen vertrauen dem jahrtausendealten Heilwissen der Tibeter eher als der ausgeklügelten Technologie westlicher Kliniken. Wie ist es möglich, dass die tibetischen Ärzte ohne Blutentnahme, Ultraschall, Röntgen und Computertomographie auskommen und eine genaue Diagnose nur durch Pulsfühlen und Urinschau stellen?

Was auf den ersten Blick einfach erscheint, ist in Wirklichkeit eine hochkomplexe Angelegenheit: Der Puls liefert 32 verschiedene Botschaften aus allen Organen und Körpersystemen – und nur erfahrene Ärzte wie Tenzin Choedrak können sie alle erfühlen.

Die Diagnose der Krankheitsursachen folgt einem klaren Schema:

1. Befragung zur Kranken- und Lebensgeschichte, zur Ernährung, zum Verhalten und Lebensstil des Patienten und seiner Eltern
2. Beobachtung von Stuhl, Urin, Zunge, Haut und äußerem Erscheinungsbild
3. Pulsdiagnose: Blut- und Windzirkulation

Besonders populär wurden bei uns die tibetischen Kräuterpillen, die in der Tibetischen Medizin einen hohen Stellenwert einnehmen und sich aus vielen verschiedenen Ingredienzien zusammensetzen. Mögliche Nebenwirkungen eines Inhaltsstoffes können durch die Beifügung anderer Kräuter gar nicht erst auftreten. Besonders begehrt sind die so genannten Juwelenpillen. Nur wenige Ärzte wissen, wie man sie macht. Der Leibarzt des Dalai Lama ist einer von ihnen. Bei ihm stehen Prominente aus aller Welt Schlange, um sich behandeln zu lassen.

Doch die Tibetische Medizin heilt nicht nur mit Kräuterpillen. Dr. Choedrak nennt die vier Hauptmethoden der Behandlung:

- richtige Ernährung
- Verhaltensänderung
- Medikamente
- äußere Therapien

Falsche Ernährung und falsches Verhalten werden in der Tibetischen Medizin als Hauptursache vieler Krankheiten gesehen. Dazu kommen Dispositionen für bestimmte Krankheiten und körperliche Schwächen, die in der Familie angelegt sein können. Äußere Bedingungen wie zum Beispiel Kälte, Hitze oder ständige Feuchtigkeit gelten oft nur als Auslöser von Erkrankungen.

Auch Rückenschmerzen müssen individuell behandelt werden

Auf die Frage nach der Behandlung von chronischen Schmerzen, zum Beispiel im Falle von Rückenschmerzen, antwortet Tenzin Choedrak sehr differenziert:

„Schmerzen werden je nach der zu Grunde liegenden Störung einem unterschiedlichen Typus zugeordnet. Sie können durch Verunreinigungen des Blutes entstehen, aufgrund einer Entzündung oder wegen einer Störung des Schleim-Prinzips. Das muss sehr genau untersucht werden. Entsprechend der Ursache kann man dann behandeln." Daher kann Dr. Choedrak auch kein allgemein gültiges Hausrezept gegen Rückenleiden preisgeben. Seine Antwort zeigt, wie stark die Tibetische Medizin von der ganzheitlichen Sicht des Menschen geprägt ist:

„Es gibt keine Glückseligkeit, wenn man sich auf der Spitze einer Nadel dreht", sagt er. „Menschen sind einem Netz verschiedener Schwierigkeiten und Herausforderungen ausgeliefert, die durch das Karma beeinflusst werden. Geduld und Toleranz sind das beste Rezept für das Leben."

Drei Grundsubstanzen und fünf Elemente formen den Menschen

Besonders interessant sind die Grundgedanken der Tibetischen Medizin - wenn auch für unser westlich geprägtes Denken nicht auf Anhieb verständlich. Tenzin Choedrak erklärt es so: „Die Basis des menschlichen Körpers ist die Kombination der fünf Elemente und der drei Substanzen: väterlicher Samen, uterines Blut und subtiler Geist.

Der subtile Geist ist das Ergebnis der guten und schlechten Taten, die in vorhergehenden Leben angesammelt wurden. Der väterliche Samen formt die Knochen, das Gehirn und die Wirbelsäule. Aus der mütterlichen Eizelle entstehen die Muskeln, das Blut und die festen Organe sowie die Hohlorgane. Der subtile Geist formt die Sinnesorgane."

Die Elemente tragen in unterschiedlicher Weise zur Gestaltung des Menschen bei:

- Das Element Erde formt die Muskeln, die Knochen und den Geruchssinn
- Das Wasserelement formt das Blut und den Tastsinn
- Das Feuerelement prägt Farbe und Wärme des Körpers und den Sehsinn
- Das Luftelement gestaltet das Atmungssystem, die Haut und den Tastsinn
- Das Element Äther erschafft die Poren, die verschiedenen Körperöffnungen und den Hörsinn

Jede Krankheit wird durch ein oder mehrere Elemente verursacht. Auch die Substanzen zur Behandlung von Krankheiten bestehen aus verschiedenen Elementen.

„Die Elemente bestimmen darüber, ob eine Medizin hilfreich oder schädlich ist. Das Erdelement ist verantwortlich für die Stabilität, Wasser für die Feuchtigkeit, Feuer für die Wärme, Luft für die Beweglichkeit und Äther für den Raum. Die Wirksamkeit der Medizin hängt von der unterschiedlichen Kombination der Rezepturen ab."

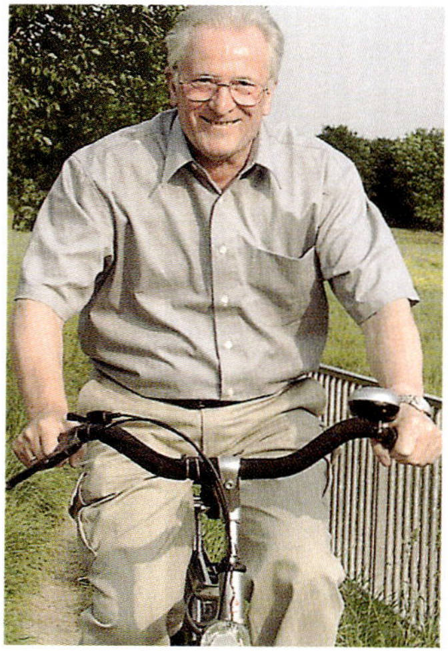

Nur eine Herztransplantation hätte ihm noch helfen können. Dank tibetischer Kräuterpillen ist W. Brauner heute bei bester Gesundheit

Nach Herzinfarkten und Bypass: Arterien frei durch Padma 28

Wolfgang Brauner hatte 1990 beim Autofahren einen richtigen Aussetzer. „Gott sei Dank ist nichts passiert, aber ich war ein paar Sekunden einfach weg." Diagnose des Facharztes: Die Herzarterien sind dicht – eine Operation unvermeidlich. „Da haben Sie keine Spucke mehr im Mund", sagt Wolfgang Brauner über diesen Moment. „Ich hab' ja vorher noch gearbeitet wie ein Weltmeister. Ich war Rohrleitungsverleger und oft auf Montage." Eine Woche später war er in der Klinik, wo es sofort zur Sache ging: Operation, drei Bypässe. „Doch bis das Herz wieder so richtig klopft, das dauert seine Zeit." Arbeiten konnte Wolfgang Brauner danach nicht mehr, er wurde Frührentner.

Die Angst vor dem Infarkt bestimmt das Leben

Ständig kämpfte Wolfgang Brauner mit seiner Angst. „Der Arzt in der Kur hat mich zu einem Psychologen geschickt, aber dat sin ja Jeckenärzte, sach ich mal." Dennoch: Wolfgang Brauner war ein Anhänger der Schulmedizin und hatte nichts übrig für „Schnickschnack". Sein Zustand wurde aber nicht besser. Die Bypässe verstopften einer nach dem anderen. Drei- bis viermal im Jahr musste Wolfgang Brauner in die Klinik, jeweils für mehrere Wochen. Dort wurde er auf neue Medikamente eingestellt. „Die Schwestern wollten schon ein Bett für mich abonnieren." Er hatte Herzschmerzen und baute körperlich total ab. Mit jeder Untersuchung wurden die Ergebnisse schlechter. „Ich konnte richtig dabei zusehen, wie die Bypässe verstopften." Die Ärzte wussten keinen Rat mehr. Noch ein Bypass konnte nicht gelegt werden, denn die umliegenden Arterien waren ebenfalls zu. Als letzte Möglichkeit – vor einer Herztransplantation – blieb eine Laserbehandlung. Dabei werden mit einem Laser Löcher in das offen liegende Herz geschossen. Sein Hausarzt klärte Herrn Brauner über das Risiko auf. „Etwa zehn Prozent überleben die Operation nicht, etwa 25 Prozent nicht das erste Jahr danach. Da musste ich erst mal weinen. Meiner Frau habe ich unverblümt gesagt: Das war's."

Doch dann kam die Wende

Die Tochter eines guten Bekannten sah den Film „Das Wissen vom Heilen", in dem über die Tibetische Medizin informiert wird (siehe auch den Bericht des Filmemachers Franz Reichle über seinen Film – in diesem Kapitel). Mit einer Nachbarin sprach Wolfgang Brauner über das tibetische Medikament Padma 28. „Die steht auch auf so Kräuter, die man hier nicht bekommt." Auch der Apotheker kannte das Mittel Padma 28, das in Deutschland nicht als Medikament, sondern als Nahrungsergänzungsmittel verkauft wird.

Seit Mitte August 1996 nahm Wolfgang Brauner Padma 28 ein. Nach ein bis zwei Monaten verschwanden Herzschmerzen und -stiche. Mit Bekannten machte er einen Ausflug an die Mosel. Ich dachte mir: „Ist ja verrückt, wieso kommst du da den Berg rauf?"

Vorher hatte er fünf- bis sechsmal am Tag Nitrospray genommen, um die Arterien zu weiten. „Manchmal musste ich dann abends sogar in die Klinik, weil der Kreislauf schlapp gemacht hat." Im Herbst 1996 fährt er mit seiner Frau in Urlaub – sechs Tage Eifel. Zuerst gab es nur kurze Wanderungen, doch schließlich reichte es für eine Strecke von zwei Stunden. Zu Hause begann er wieder mit dem Fahrradfahren. „Mittlerweile sind schon 25 Kilometer drin. Ich gehe auch fast jeden Tag ein paar Kilometer zum Einkaufen."

Regelmäßig lässt sich Wolfgang Brauner von seinem Kardiologen untersuchen. „Der meinte ja, ich dürfe nur in der Ecke sitzen und auf den nächsten Anfall warten." Padma 28 kannte der nicht. „Er hat mir erst einmal einen Vortrag darüber gehalten, dass nur Bayer und Hoechst die richtigen Medikamente haben. Da kann ich nur lachen." Über seinen Zustand war der Arzt mehr als verwundert. „Er fragte mich, ob ich meinen Zwillingsbruder geschickt hätte."

Wolfgang Brauner und seine Frau leben nicht mehr in der ständigen Angst vor einem Infarkt. „Für mich stehen jetzt viele Türen offen."

Vom tibetischen Heilwissen profitierte auch der Filmemacher

Mit seinem Film „Das Wissen vom Heilen" hat Franz Reichle die Tibetische Medizin einer größeren Öffentlichkeit bekannt gemacht. Seit seiner Arbeit an diesem Film setzt er auch selbst nicht mehr auf die westliche Schulmedizin, sondern auf die sanften Behandlungsmethoden der Tibeter. Sie halfen ihm, eine schwere Nierenerkrankung und die Ruhr zu überwinden.

Zufallsfunde in der Klosterbibliothek führten zur Tibetischen Medizin

Ein ökologisches Projekt über das Zusammenleben von Mensch und Tier brachte Franz Reichle zunächst nach Ostsibirien. Das Land schlug ihn in seinen Bann und er blieb. Fortan lebte er am Baikal-See, lernte eine Frau kennen, mit der er heute ein Kind hat. Ein neues Projekt sollte den Buddhismus zum Thema haben. Der Filmemacher begann, in Klöstern zu recherchieren und stieß dort auf die Tibetische Medizin. „Ich war einfach nur fasziniert. Das musste ich im Westen erzählen. Je mehr ich darüber erfuhr, desto klarer wurde mir: Das ist kein Hokuspokus."

So ist der Film aus seinem Leben heraus entstanden. „Ich war mir auch irgendwann sicher, dass dieser Film eine Menge Menschen interessieren würde. Nur wusste ich zu Anfang noch nicht, ob es ein Kinofilm werden konnte." Er fand bei seinen Nachforschungen heraus, dass eine Schweizer Firma, die Padma AG, ein tibetisches Arzneimittel herstellt. Im Anschluss an ein kurzes Feature im Schweizer Fernsehen sammelte er Geld für die Recherche, die ein Jahr dauerte. Mit Videoaufnahmen bereitete er die einzelnen Drehs vor.

Der Dalai Lama erklärte ihm die tibetische Lebenseinstellung

„Während meiner Zeit in Dharamsala habe ich viel gelernt. Und immer wieder kam die Frage auf: Was ist wirklich wesentlich? Da trifft man unscheinbare Leute und stellt fest: Bei uns müssten die mindestens Doktor sein." Aber Bewertungen dieser Art sind nicht wichtig. Auch die Lebensart ist eine ganz andere. „Es gibt dort einen Rhythmus, dem man sich anpassen muss. Man muss lernen, dass man nicht immer alles machen kann, was man will." Der Aufenthalt hat ihn verändert. „Ich will heute nicht mehr unbedingt meine Meinung durchsetzen. Das andere muss auch Platz haben, denn alles hat seine eigene Qualität." Herr Reichle konnte sogar mit dem Dalai Lama ein längeres Gespräch führen. Auch von ihm erfuhr er, was die tibetische Lebenseinstellung ausmacht und wie unterschiedlich sie zur westlichen Denkweise ist.

„Er hat so eine eigene Art nachzudenken – dann spricht er und man überlegt: Er hat sich doch noch nicht mit dem Film beschäftigt. Und dann, ein paar Tage später, habe ich verstanden, was er gemeint hat. Es lag an mir, nicht an ihm, die Dinge zu verstehen."

Ein Film als Brücke zwischen zwei Welten

Wieder in der Schweiz, ging Franz Reichle an den Rohschnitt. „Ich habe mich regelrecht eingeschlossen mit dem Material, um die Substanz der Bilder herauszuschälen. Die ganze Welt war auf meinem Tisch und an der Pinnwand. Ich habe richtig über den Bildern meditiert." Seinen Film versteht er als eine Brücke zwischen zwei verschiedenen Welten. Mit dem Ergebnis ist er zufrieden: „Der Film selbst hat etwas von einer heilenden Wirkung, darüber bin ich sehr glücklich."

Es gibt dort einen Rhythmus, dem man sich anpassen muss. Man lernt, dass man nicht immer alles machen kann, was man will.

Tibetische Medikamente helfen bei akuten Erkrankungen

Franz Reichle berichtete auch von seinen eigenen Erfahrungen mit der Tibetischen Medizin. 1994 in Moskau hatte er eine Nierenkolik. Man wollte ihn in die dortige amerikanische Klinik einweisen – eine Niere sei nicht funktionstüchtig. Doch er wartete, bis er seinen tibetischen Arzt aufsuchen konnte. Die tibetische Therapie war erfolgreich, die Beschwerden gingen zurück. Als ein Arzt in der Schweiz die aktuellen Röntgenbilder mit denen aus Moskau verglich, waren keine Spuren der Nierenerkrankung zu erkennen. Im gleichen Jahr erkrankte Franz Reichle an der Ruhr. Das war in Indien. Nach Ansicht des Arztes kamen nur Antibiotika in Frage, doch der Filmemacher lehnte ab. Er studierte einzelne tibetische Juwelenpillen und nahm eine, deren Wirkungsbeschreibung auf die Ruhr zutraf. Sofort ging es ihm besser, am selben Tag hatte er keinen Durchfall mehr. Eine Woche später konnte man bei der Laboruntersuchung keine Anzeichen von Ruhr mehr feststellen.

„Der Tibetischen Medizin geht es nicht darum, einfach etwas zu reparieren, sondern darum, dem Menschen mit all seinen ‚Nüssen', die er zu knacken hat, eine Hilfestellung zu geben. Man begreift den Menschen als Ganzes. Geist und Körper werden als untrennbare Einheit gesehen."

Nur der zentrale Gedanke der Reinkarnation war Franz Reichle anfangs fremd. Doch je mehr er sich mit der tibetischen Philosophie beschäftigt, desto einleuchtender scheint ihm dieser Gedanke zu sein. „Mittlerweile habe ich das Gefühl, dass diese Idee richtig ist."

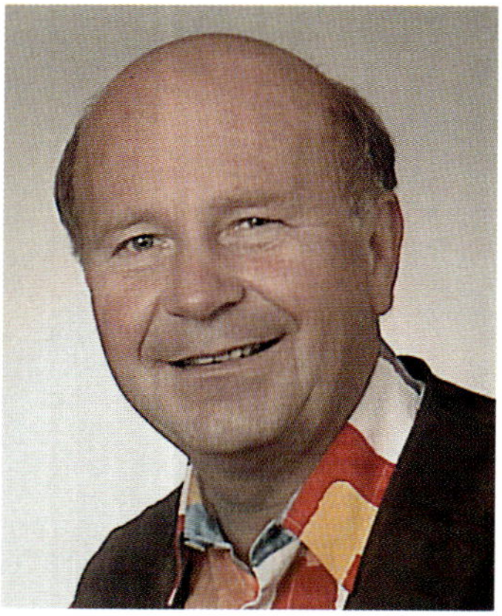

In einer „Fliege-Sendung" erfuhr Hermann Heß von dem tibetischen Medikament Padma 28. Nach drei Herzinfarkten und Bypässen liegen seine Blutwerte heute im optimalen Bereich

Nach drei Herzinfarkten heute bei bester Gesundheit

Drei Herzinfarkte erlitt Hermann Heß, gelernter Schriftsetzer und Vater von zwei Töchtern. Auch nach intensiver konventioneller Behandlung wurde er nicht mehr gesund. Hilfe fand Hermann Heß, als er die „Fliege-Sendung" über Tibetische Medizin vor drei Jahren sah. Das vorgestellte tibetische Heilmittel half auch diesem herzkranken Familienvater.

Die ersten Anzeichen eines Herzinfarktes machten sich bei Hermann Heß Anfang 1989 bemerkbar: Er klagte über Schmerzen im Brustbereich sowie im linken Arm. Die ärztliche Diagnose war eindeutig: Herzinfarkt. Es folgte ein vierwöchiger Krankenhausaufenthalt und mehrere Anschlussbehandlungen, die letztlich erfolglos verliefen. „Ich kam an einer Operation nicht mehr vorbei, ein Bypass mit zwei Ableitungen. Danach ging es mir besser, ich konnte auch wieder arbeiten gehen."

Hermann Heß achtete auf eine gesunde Ernährung und hielt sich strikt an die ärztlichen Ratschläge. Doch sechs Jahre später bekam er wieder Probleme. „Bei einer Geburtstagsfeier in Österreich spürte ich plötzlich Schmerzen im Brustbereich und im linken Arm. Mir kam das sehr bekannt vor. Im Krankenhaus bestätigten sich dann meine Befürchtungen: Es war ein Herzinfarkt, mein zweiter. Die Ärzte rieten mir zu einer konservativen Behandlung mit Medikamenten. Mir ging es dann auch langsam wieder besser."

Ein Jahr später kam der dritte Herzinfarkt. „Mein Bypass funktionierte nicht mehr einwandfrei, er hatte zu viele Engstellen."

Ein Jahr später kam der dritte Herzinfarkt. „Mein Bypass funktionierte nicht mehr einwandfrei, er hatte zu viele Engstellen. Wieder wurde ich mit Medikamenten behandelt. Doch diesmal stabilisierte sich mein gesundheitlicher Zustand nicht. Ich war fix und fertig, konnte selbst leichte Steigungen nicht mehr bewältigen, ohne Nitrospray ging gar nichts mehr." Hermann Heß musste in Rente gehen.

Die „Fliege-Sendung" über tibetische Medizin hat mir geholfen!

Hermann Heß versuchte, sich mit seiner Krankheit zu arrangieren, doch den Glauben an Heilung wollte er nicht aufgeben. Eher zufällig sah er dann eine „Fliege-Sendung" über Tibetische Medizin. „Da berichtete Anfang 1998 ein Gast (Herr Brauner) über seine Krankheitsgeschichte, die so viele Parallelen zu mir aufwies. Und dann sprach er über Padma 28. Ich sagte mir: Was diesem Mann geholfen hatte, das könnte auch mir gut tun." Hermann Heß besorgte sich das tibetische Heilmittel, und nach einigen Wochen spürte er schon eine deutliche Besserung. „Später brauchte ich kein Nitrospray mehr, mein Leistungsvermögen war überdurchschnittlich gut. Und meine Ärzte wunderten sich über meine Blutwerte, die im optimalen Bereich lagen. Sie wollten es nicht glauben, dass Padma 28 meine Gesundheit maßgeblich gefördert hat.

Hermann Heß: „Ich werde jetzt nicht die Schulmedizin verteufeln, sondern sie auch weiterhin in Anspruch nehmen. Doch wenn mir eine andere Medizin helfen sollte, dann werde ich nicht Nein sagen."

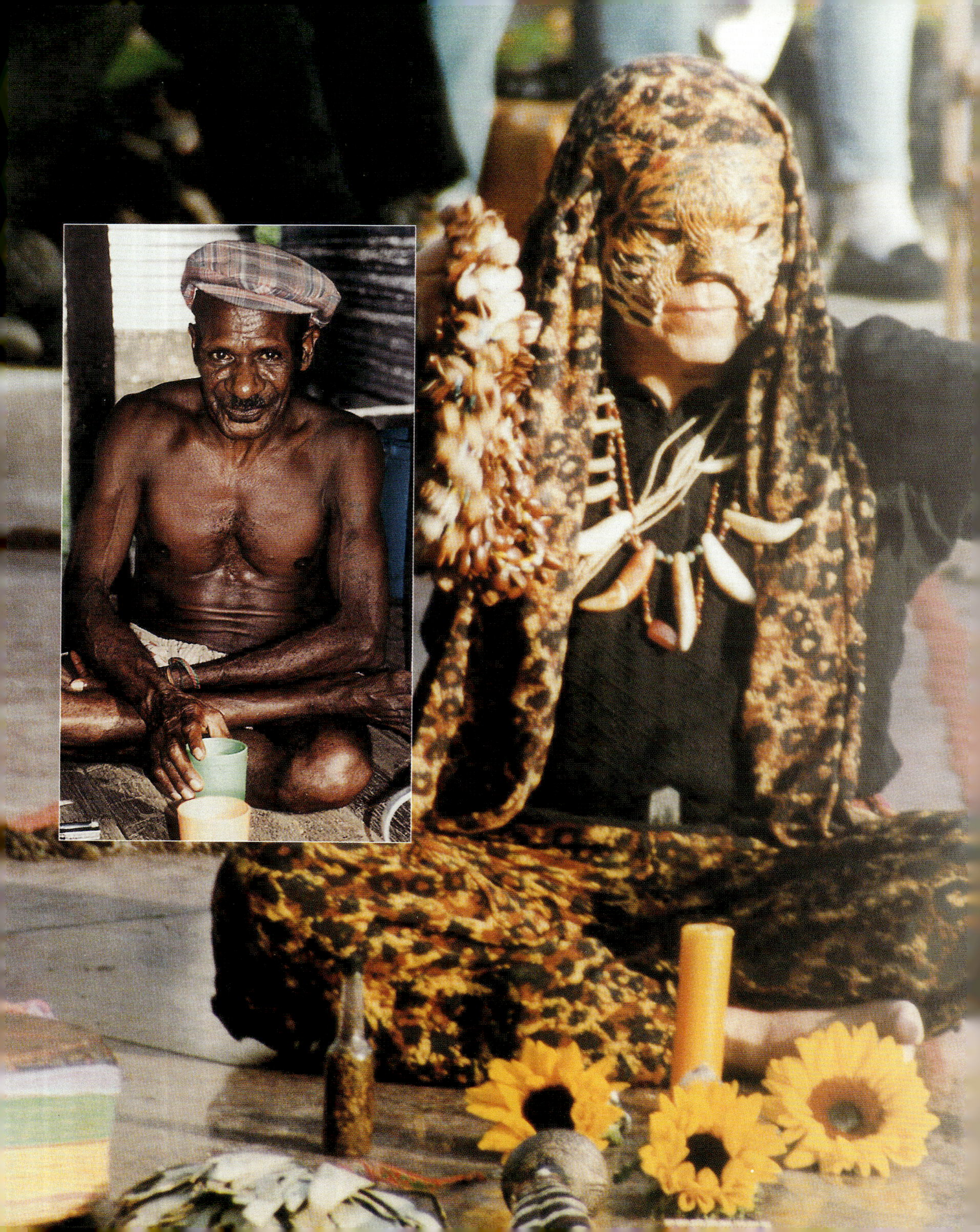

9. KAPITEL

Schamanische Medizin

Heilen mit Ritualen, Zeremonien und Naturmedizin

Schamanen waren und sind sowohl Medizinmänner als auch Priester und Ärzte. Die schamanische Medizin zeichnet sich durch einen engen Kontakt zu den Elementen der Natur aus. Zur Krankenbehandlung gehören deshalb die Verwendung von Kräutern, aber auch Handauflegen, spirituelle Seelenreisen und Zeremonien wie Tanzen und Singen

In diesem Kapitel: • Don Pedro Hellmann: Ich fühlte mich plötzlich als Werkzeug Jesu • Papa Elie: Alle Menschen müssten ihre eigenen Mediziner sein • Erst Querschnittslähmung, dann Wundbrand – wie die Amputation verhindert werden konnte • Afrikanische Heiler lassen Haare wieder sprießen

Experte Don Pedro Hellmann, schamanischer Heiler:

Ich fühlte mich plötzlich als Werkzeug Jesu

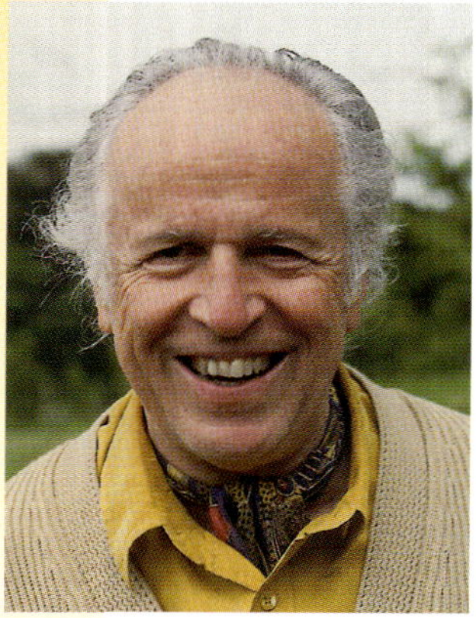

Don Pedro Hellmann: Das wichtigste Element seiner Heilkraft ist die Liebe

Pedro Hellmann ist in Rio de Janeiro geboren und aufgewachsen. Er besuchte dort eine Jesuitenschule. Schon als Kind fühlte er sich als großer Anhänger Jesu.

Den ersten Kontakt zum Schamanentum bekam er über seine Mutter, die mit ihren Händen heilen konnte. Zunächst schlug Pedro Hellmann aber einen anderen Weg ein: In New York studierte er Psychologie und Wirtschaftswissenschaften und schloss beide Studiengänge erfolgreich ab. Doch das allein befriedigte ihn nicht. Immer klarer wurde für ihn: Er wollte mit Jesus' Hilfe Heiler werden. So kehrte er nach Brasilien zurück und erlernte die unterschiedlichsten heilerischen und spirituellen Praktiken.

Während seines Studiums las Don Pedro mit Begeisterung philosophische Werke. Am meisten beeindruckte ihn Goethes „Farbenlehre". Aber auch andere große Denker wie Aristoteles, Platon und Albert Schweitzer prägten seinen Geist. Wieder zurück in Brasilien, dem Land der unbegrenzten spirituellen Möglichkeiten, begann er auch die alten schamanischen Traditionen in sich aufzunehmen.

Von Indianern ließ er sich in magische Rituale einweisen. Sie brachten ihm auch bei, die Kraft der Pflanzen richtig einzusetzen. Je mehr sein Geist mit dieser Welt verschmolz, um so größer wurde sein Drang, anderen Menschen zu helfen. „Ich fühlte mich plötzlich als Werkzeug Jesu."

Heilung mit Pflanzenpower und universeller Energie

Don Pedro heilt, indem er die Kraft der Pflanzen einsetzt. In vielen Fällen hilft er auch nur mit der Kraft seiner eigenen Energien. Wichtigstes Element bei seiner Methode ist die Liebe: die zu Gott, zur Natur und zum eigenen Körper. Die „Bedürftigen" werden bei Don Pedro während der Behandlung nicht in Trance versetzt.

Der Schamane möchte aus allen, die er behandelt, gute Menschen machen, sie aber nicht zum Christentum bekehren. Für ihn ist Religion universell. Egal, welcher Religion man angehört, wichtig bleibe immer, mit dem Herzen zu beten.

Menschen, die aus ihrem inneren Gleichgewicht gekommen sind, bringt er zurück zu ihrer Mitte. Don Pedro will bei jedem „Bedürftigen" den Körper und die Seele heilen.

Experte Papa Elie Hien, Medizinmann:

Alle Menschen müssten ihre eigenen Mediziner sein

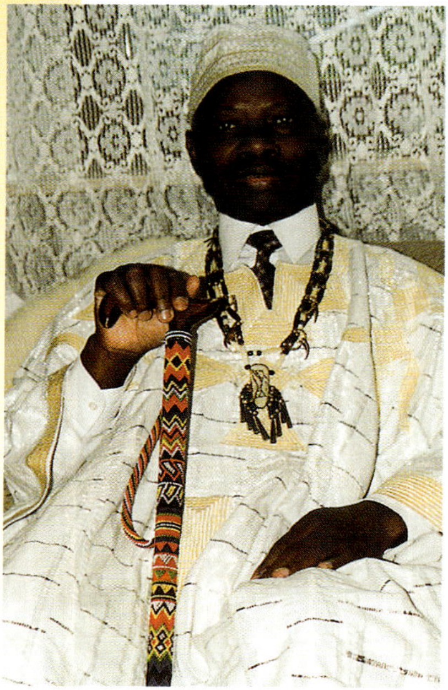

Papa Elie: Ein enger Kontakt zur Natur ist wichtig, um gesund zu werden

Elie Hien ist ein Medizinmann, der in seiner Heimat Burkina Faso die afrikanische Kunst des Heilens gelernt hat. Papa Elie, wie er auch genannt wird, lebt heute in der Nähe von Paris. Patienten und Schüler hat er überall auf der Welt. Im Laufe eines Jahres saß er 140-mal im Flugzeug, um seine fernen Schüler zu unterrichten oder um Patienten zu behandeln. Seine Zukunftspläne: „Mit 60 werde ich nach Burkina Faso, in mein Heimatland zurückkehren."

Nach den Gesetzen der Natur leben

Die Natur wird auch im afrikanischen Schamanismus als oberste Lehrmeisterin angesehen. Die Gesetze der Natur gelten als die große Richtlinie für alle Dinge des Lebens. Seit frühester Kindheit stand Elie Hien in unmittelbarem Kontakt mit der Natur. Damals zog er mit einem Hirten übers Land. Schon früh entwickelten sich seine medialen Fähigkeiten. Als er sieben Jahre alt war, weihte der Großvater ihn in die Geheimnisse des Schamanismus ein. Dieses Wissen wird in seiner Familie seit Jahrhunderten an die Nachkommen weitergegeben. Auch Pflanzenheilkunde gehört dazu: „Die Natur beliefert uns mit allem, was wir brauchen."

Elie Hien verwendet gerne Heilkräuter, verarbeitet sie zu Pillen oder Salben. Er betont, wie tief das schamanische Wissen auch in der Heilkräuterkunde geht:

„Es sind die Schamanen, die den Schulmedizinern die Kunst der Anästhesie beigebracht haben. Oder das Schlangengift – es ist eine uralte Medizin."

Papa Elie braucht für seine Heilungsarbeit auch Zeremonien, in denen er in andere Welten reist. Dann steht er in Verbindung mit Pflanzen und Tieren, den Winden, den Wassern und den Sternen.

Der Arzt soll die Medizin der Natur ergänzen

Die Aufgabe eines Arztes sieht Elie Hien darin, die Medizin der Natur zu ergänzen. **Kann er mit seinen Heilmethoden nicht weiterhelfen, empfiehlt er den Patienten, sich anderen Therapieformen zuzuwenden. Alle Menschen, meint er, müssten eigentlich ihre eigenen Mediziner sein. Es wundert ihn, dass die Gesundheit in die Obhut einiger weniger Ärzte und so genannter Fachleute gegeben wird.**

An der Berkeley-Universität in Kalifornien hatte Papa Elie einen Lehrauftrag. Er sprach dort vor allem über den Ursprung der Krankheiten. Der Mensch selbst sei daran wesentlich beteiligt. „Die Krankheit kommt nicht wie ein Löwe, der sich einen Menschen krallt." Viruserkrankungen wie etwa Aids, meint er, könnten nicht von Gottes Hand entstanden sein. Genauso verhalte es sich mit Krebsleiden. „Der Mensch muss folglich seine eigenen Krankheiten heilen." Papa Elie rät zu einem Leben, das den Gesetzen der Natur folgt: So kann der Mensch und die Welt genesen.

Erst Querschnittslähmung, dann Wundbrand: Papa Elie kann Amputation verhindern und sorgt für neuen Lebensmut

An einem Wintertag im Januar 1990 fuhr Karl Berger mit seinem Kollegen von der Arbeit nach Hause. Er war der Beifahrer. „Es war sehr kalt, aber trocken. Plötzlich fuhren wir mit etwa 100 km/h auf eine Eisplatte. Das Auto wurde auf ein Feld geschleudert und überschlug sich dreimal. Ich flog durch die Windschutzscheibe." Der Fahrer brach sich lediglich einen Finger. Für Karl Berger änderte dieser Tag sein ganzes Leben. Er ist seitdem querschnittsgelähmt.

Für den jungen Mann brach eine Welt zusammen. „Ich hatte schwere Depressionen, war psychisch sehr labil", erinnert er sich. „Um mein Schicksal zu verdrängen und die Zeit totzuschlagen, begann ich zu trinken." Niemand schaffte es, ihm neuen Lebensmut zu geben. Kein Arzt und kein Heilpraktiker, nicht einmal seine kleine Schwester.

Für den jungen Mann brach eine Welt zusammen.

Doch seine Mutter gab nicht auf. Sie suchte nach Möglichkeiten, ihren Sohn aus seiner Krise zu befreien. Sie berichtet: „Eine Freundin hatte einen Vortrag von Papa Elie über die schamanische Kultur und die alte Weisheit Afrikas besucht. Sie kannte Karls Geschichte und meinte, dass Papa Elie vielleicht helfen könnte. Da Karl zu diesem Zeitpunkt dem Tode näher war als dem Leben, griff ich nach diesem Strohhalm."

Bei einem Seminar in Linz lernte sie den Schamanen persönlich kennen. Gleich fand sie guten Kontakt zu ihm, bot ihm und seiner Übersetzerin an, dass sie während seines Aufenthaltes in Österreich bei ihr wohnen könnten. Es war der Beginn einer tiefen Freundschaft. Doch Karl Berger hatte sich damals selbst schon aufgegeben. „Etwa ein Jahr lang habe ich total abgeblockt und mir die Bettdecke über den Kopf gezogen." Papa Elie versuchte mit ihm zu reden, aber er wollte ihm nicht zuhören. „Ich konnte mit dem ganzen Hokuspokus nichts anfangen!"

Als die Amputation drohte, half die Heilungszeremonie

Im März 1996 bildete sich an Karl Bergers Bein eine große offene Stelle, direkt an der Hüfte. Er hatte sich wund gelegen. Die Wunde heilte nicht zu, sondern entzündete sich immer stärker. Bluttransfusionen und Antibiotika brachten immer nur für kurze Zeit Linderung. Bald schlugen die Medikamente überhaupt nicht mehr an. Er wurde von heftigen Fieberschüben und Schüttelfrost gequält. Die Ärzte im Krankenhaus sahen die Amputation des Beines als einzige Lösung.

Papa Elie hatte erkannt, dass Karl Berger noch nicht verloren war.

Papa Elie gab ihm damals seine eigene Medizin, und Karl Berger nahm die Kapseln heimlich, ohne Wissen der Ärzte. Endlich fasste er Vertrauen zu dem Schamanen. „Im September 96' war ich bereits bis aufs Skelett abgemagert. Es würde nicht mehr lange gehen, das merkte ich. Da bat ich meine Mutter, Papa Elie zu rufen. Die Kapseln hatten gute Wirkung gezeigt. Vielleicht konnte er doch helfen." Papa Elie kam sofort.

„Zunächst hat er mir heiße Kompressen gemacht, dann eine Zeremonie abgehalten. Papa Elie verfiel in eine Art Trance, denn nur so kann er Kontakt zu seinen Ahnen aufnehmen. Er murmelte für uns unverständliche Worte in seiner Stammessprache. Zum Schluss wurden noch Muscheln und kleine Steine auf ein Beistelltischchen gelegt – dann ging er wieder".

Papa Elie hatte erkannt, dass Karl Berger noch nicht verloren war. Auf den Rat des Schamanen lehnte er die Beinamputation ab. Und tatsächlich: Seit dem ungewöhnlichen „Krankenbesuch" ging es ihm zunehmend besser. Innerhalb von drei Wochen war das Blutbild wieder völlig in Ordnung. Die Ärzte konnten das Bein erhalten. Seitdem hatte er auch keine Wundentzündungen mehr.

„Papa Elie hat mir einfach Lebenskraft gegeben"

Nicht nur körperlich, sondern auch psychisch ging es mit Karl Berger stetig bergauf. „Meine ganze Lebenseinstellung hat sich geändert. Ohne Papa Elie wäre ich sicherlich total versumpft oder schon längst nicht mehr am Leben."

Von einer völligen Heilung kann man in Karl-Michael Bergers Fall natürlich nicht sprechen, die Querschnittslähmung besteht weiterhin. Doch die Amputation konnte verhindert werden. Und was für den Patienten damals am wichtigsten war: „Papa Elie hat mir einfach Lebenskraft gegeben".

Karl Berger hat sich inzwischen gemeinsam mit einem Freund selbständig gemacht. Der gelernte Speditionskaufmann führt heute ein eigenes Transportunternehmen. Auch im Privatleben klappt alles bestens, mittlerweile ist er glücklich verheiratet.

Afrikanische Heiler lassen Haare wieder sprießen

Reinhard Micheel ist Sozialpädagoge und leitet seit 1990 die „Aktion Canchanabury" als Geschäftsführer. Krankenhäuser für Leprakranke, Tuberkulose- und Aidspatienten werden von der Aktion Canchanabury mit Spendengeldern errichtet und betrieben, meist in Afrika. Die Kranken werden dort mit den herkömmlichen heilerischen Methoden der Region behandelt.

Oft hatte es Reinhard Micheel bei seiner Arbeit mit afrikanischen Heilern zu tun. Zunächst kam er selbst gar nicht auf die Idee, auch für sich um Rat zu fragen. Seinen „kreisrunden Haarausfall", der ihn jahrelang plagte, ließ er schulmedizinisch behandeln – ohne Erfolg. „Es war so schlimm, dass ich zum Schluss fast eine Glatze hatte. Selbst meine Augenbrauen waren weg. Ich lief in Deutschland zu verschiedenen Ärzten, nahm sogar Kortison – doch der Haarausfall blieb." Die Hilfe kam schließlich ganz unerwartet von anderer Seite:

„Die afrikanischen Heiler hatten sich schon lange Gedanken über meine Haarlosigkeit gemacht. Und so gab ich eines Tages nach und ließ mich von ihnen behandeln. Ich bekam eine übel riechende Salbe auf mein Haupt. Sie stank entsetzlich. Doch wenige Wochen später wuchsen meine Haare wieder."

Das alte Wissen erhalten und gezielt weitergeben

„Die afrikanischen Heiler wissen sehr genau, welche Wurzel, Blüte oder Frucht Substanzen enthält, mit denen eine Krankheit gelindert oder geheilt werden kann. Und sie wissen, wie diese pflanzlichen Heilmittel zu einem wirksamen Tee, zu Sirup oder Saft, zu einer Tinktur, einer Salbe oder einem Badezusatz verarbeitet werden."

Man behandelt alle möglichen Krankheiten, sogar Lepra, Diabetes und Tuberkulose – meist erfolgreich. Es gibt aber auch Fälle, in denen die Heiler nicht mehr weiterwissen. Dann schicken sie ihre Patienten zu Schulmedizinern. Umgekehrt kommt es auch vor, dass Ärzte ihre Patienten zu Heilern und Schamanen „überweisen".

Krankheiten kommen aus der Seele und gehen zu Herzen

Ebenso wichtig wie die Kenntnis der richtigen Pflanzenheilmittel ist das Wissen über soziale Zusammenhänge.

Die Heiler sind nicht nur medizinisch kundig, sondern überblicken auch die soziale Situation, aus der die Kranken kommen. Sie kennen die Kultur der einzelnen Stämme. Sie haben Einblick in die Religionen der verschiedenen Sippen. Sie lassen sich erzählen, was im Dorf und in der Familie des Kranken los ist.

Die Heiler wissen, dass viele Krankheiten aus der Seele kommen und zu Herzen gehen. Darum lassen sich die meisten Leiden auch nur dann heilen, wenn der Mensch ganzheitlich betrachtet wird.

Afrikanische Heiler muten den Kranken die eigene Verantwortung fürs Gesundwerden zu. Reinhard Micheel drückt das so aus:

„Sie machen ihren Patienten klar: Gesundwerden fängt damit an, dass man sich bewusst macht, dass der Körper – die Welt im Kleinen – verletzlich ist. Aber auch die Umwelt, dieser Kosmos im Großen, ist verwundbar – und der Mensch haftet für beides! Medizin in Afrika heißt Verantwortung beibringen, Pflicht und Schuldigkeit lehren, für Ethisches sensibel machen."

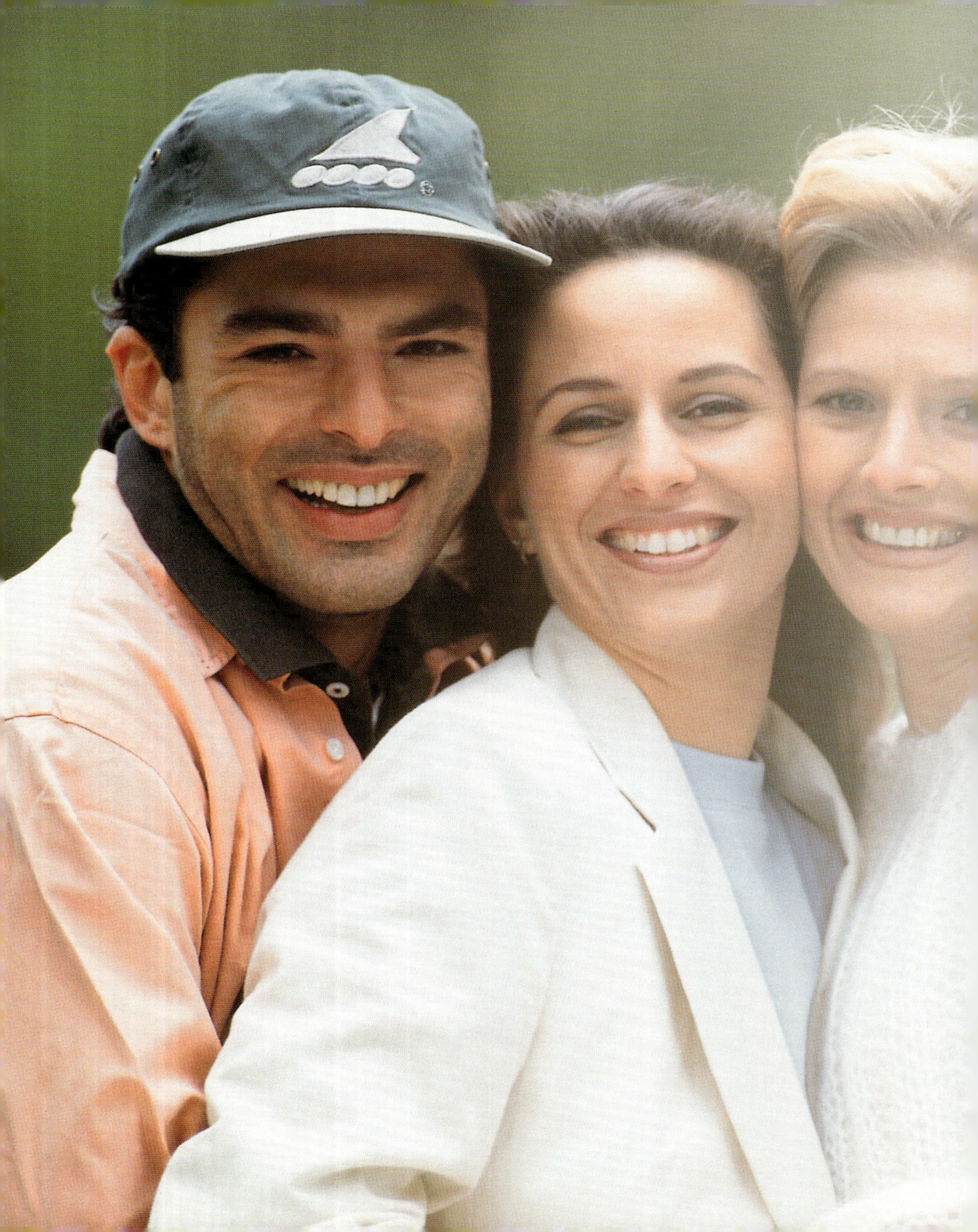

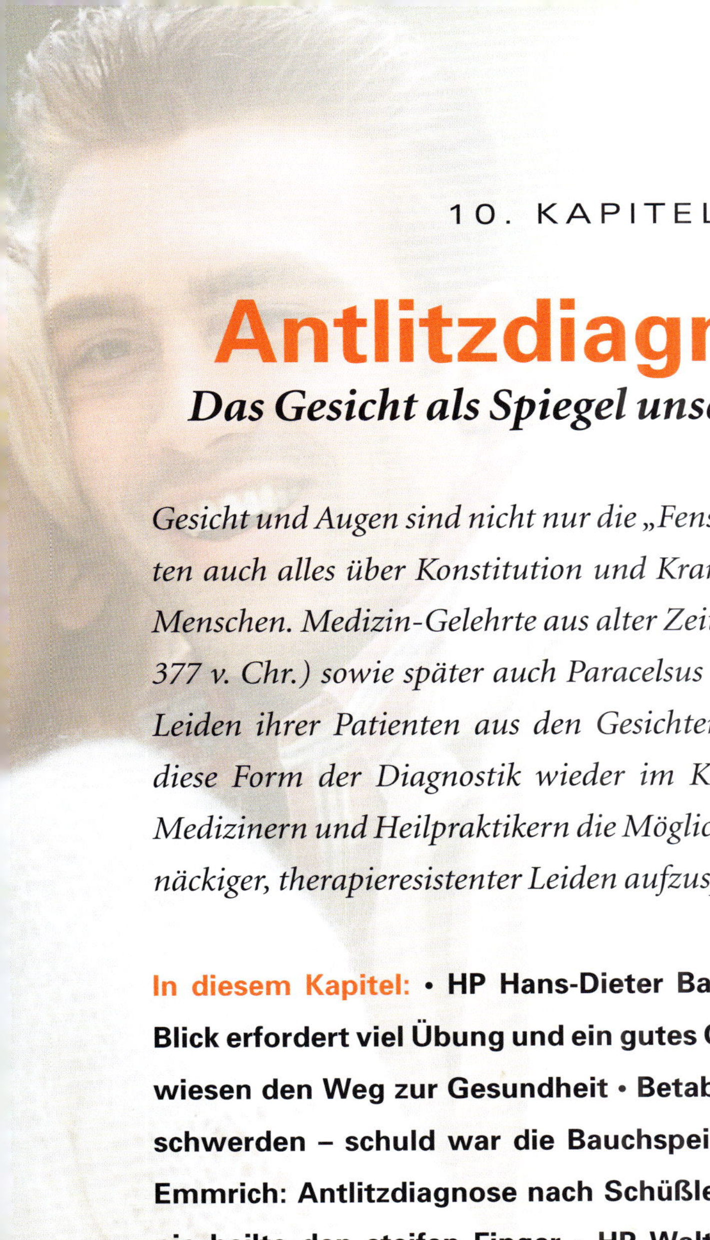

10. KAPITEL

Antlitzdiagnostik

Das Gesicht als Spiegel unseres Befindens

Gesicht und Augen sind nicht nur die „Fenster zur Seele", sie verraten auch alles über Konstitution und Krankheitsdisposition eines Menschen. Medizin-Gelehrte aus alter Zeit wie Hippokrates (460-377 v. Chr.) sowie später auch Paracelsus (1493-1541) haben die Leiden ihrer Patienten aus den Gesichtern abgelesen. Heute ist diese Form der Diagnostik wieder im Kommen. Denn sie gibt Medizinern und Heilpraktikern die Möglichkeit, die Ursache hartnäckiger, therapieresistenter Leiden aufzuspüren

In diesem Kapitel: • HP Hans-Dieter Bach: Der diagnostische Blick erfordert viel Übung und ein gutes Gedächtnis • Die Falten wiesen den Weg zur Gesundheit • Betablocker wegen Herzbeschwerden – schuld war die Bauchspeicheldrüse • Arzt Peter Emmrich: Antlitzdiagnose nach Schüßler – Mineralsalz-Therapie heilte den steifen Finger • HP Walter Schwarz: Die neue Augendiagnostik als Ergänzung zur klinischen Diagnose • Mit der Irisdiagnose ins Schwarze getroffen

Experte Hans-Dieter Bach, Heilpraktiker:

Der diagnostische Blick erfordert viel Übung und ein gutes Gedächtnis

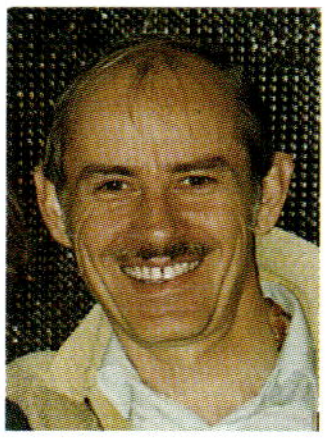

Heilpraktiker Hans-Dieter Bach arbeitet seit 30 Jahren mit der Antlitzdiagnostik. Er weiß: „Nichts passiert innen, was der Körper nicht außen zeigt"

Seit mehreren Jahrzehnten ist Hans-Dieter Bach Heilpraktiker. Schon im Alter von 20 Jahren lernte er über seinen eigenen Heilpraktiker die Kunst der Gesichtsdiagnostik kennen. Seine Erkenntnisse überzeugten ihn derart, dass er beschloss, sich in den Dienst der menschlichen Gesundheit zu stellen. Heute ist Hans-Dieter Bach einer der erfahrensten Antlitzdiagnostiker. Auch in Seminaren gibt er sein Wissen weiter. Seine Bücher zum Thema gelten als Lehrbücher für Therapeuten, aber auch als praktische Nachschlagewerke für den interessierten Laien. Die Titel „Äußere Kennzeichen innerer Erkrankungen", „Krankheit und Zunge", „Sprechende Gesichter" sind alle im BIO Ritter-Verlag erschienen und zu Bestsellern geworden.

Das erste Vorbild fand er im Kino

Sein Interesse an dieser Diagnoseform begann sehr früh: „Als etwa zehnjähriger Junge sah ich einen Kinofilm, in dem ein Arzt einem Kranken ohne Befragung seine Krankheit auf den Kopf zusagte. Diese Geschichte hat meine kindliche Seele so fasziniert, dass ich mir wünschte, diese Kunst auch einmal zu beherrschen.

Als vierzehnjähriger Junge hörte ich einen Medizinstudenten ab und mein Interesse wurde immer größer. Über meine eigene Krankheit – ich hatte Probleme mit dem Oberbauch – kam ich im Alter von 20 Jahren mit einem Heilpraktiker in Kontakt. Dieser Heilpraktiker sah mich an, sagte mir die Störung auf den Kopf zu, behandelte die Ursache, und die Beschwerden verschwanden. Jetzt wollte ich selbst Heilpraktiker werden! Nach meiner Ausbildung hospitierte ich in einem Düsseldorfer Krankenhaus und konnte dort unter Beobachtung und Aufsicht des Chefarztes Diagnosen stellen. Diese wurden dann zusammen mit den klinischen Diagnosen besprochen.

In meiner nunmehr 30-jährigen Praxisarbeit habe ich die Erfahrung gemacht, dass oft auch ganz andere, gesundheitliche Störungen ausheilten, wenn das vom Antlitz bezeichnete Organ therapiert wurde.

Diagnosewissen aus uralter Tradition

Die Antlitzdiagnostiker vergangener Zeiten verquickten oft mehrere Aspekte miteinander. Man schloss vom Aussehen auf Charakter, Verhalten und Lebensweise.

Das weitgehende Fehlen von technischen Geräten hatte dazu geführt, dass diese äußeren Zeichen innerer Befindlichkeiten aufmerksam beobachtet und registriert wurden. Als man die ersten Diagnosegeräte einführte, geriet die Antlitzdiagnostik immer mehr in Vergessenheit. Im Übrigen war es mit den Apparaten auch einfacher, denn der diagnostische Blick erfordert viel Übung und ein gutes Gedächtnis.

„Dennoch ist in der Schulmedizin nicht alles von diesem Wissen verloren gegangen. Sie lehrt auch heute noch eine Menge eindeutiger Zeichen als Ausdrucksform von bestimmten Erkrankungen", erläutert Hans-Dieter Bach. ‚Glotzaugen' beispielsweise deuten auf eine Überfunktion der Schilddrüse. Gelbfärbung der Haut auf eine Leberentzündung. Blässe auf Blutarmut oder Gefäßverengung. Braune Haut auf eine Schwäche der Nebennieren. Das rote Tomatengesicht auf eine Überfunktion der Nebennieren oder auf eine Kortisontherapie. Ein maskenartiges Gesicht auf eine Parkinson-Erkrankung.

Andere Antlitzanzeichen verraten Konstitutionen und Krankheitsdispositionen. Die entsprechenden Organe sind oft klinisch noch nicht krank. Behandelt man sie aber, dann geht es den funktionell erkrankten Menschen bald besser."

Die Falten wiesen den Weg zur Gesundheit

Jahrelang quälte sich Peter Krüger mit unterschiedlichen Krankheitsbildern. Doch die Ärzte konnten ihm nicht helfen. Er wurde im Alter von 57 Jahren auf Grund dauernder Dienstunfähigkeit in den vorzeitigen Ruhestand versetzt. Peter Krüger litt unter erheblichen degenerativen Veränderungen der Hals- und Lendenwirbelsäule, beidseitigen Hüftgelenks-Arthrosen, Kalkabbau der Schenkelhalsknochen (Osteoporose). Außerdem bestand eine chronische, schmerzhafte Entzündung der Speiseröhre und des Magens mit Sodbrennen und gestörter Nahrungsaufnahme. „Ich hatte keine Freude mehr an meinem Leben, das Rentnerdasein brachte mich zur Verzweiflung."

Ein Jahr später machte er eine für sein weiteres Leben entscheidende Entdeckung. „Eine befreundete Heilpraktikerin nahm mich mit zu einem Vortrag über Antlitzdiagnostik. Es war ein einmaliges Erlebnis. Ich habe erfahren, dass Krankheitsanzeichen aus unseren Gesichtern abzulesen sind. Auch bestimmte Falten in unserem Gesicht weisen auf bestimmte Krankheiten hin. Ganz einfach solle eine Diagnose sein, ohne aufwendige Verfahren und Apparaturen."

Ich hatte keine Freude mehr am Leben, das Rentnerdasein brachte mich zur Verzweiflung.

Peter Krüger beschloss, sich weiter mit der Gesichtsdiagnostik zu beschäftigen. Er kaufte sich das vorgestellte Buch über Antlitzdiagnostik und suchte nach Zeichen, die ihm etwas zu seinen Krankheiten zeigen könnten.

„Ich stellte fest, dass auch ich einige aussagekräftige Falten hatte. Meine Steilfalten neben den Ohren sollten auf eine Schwäche von Milz und Nieren hinweisen und meine Mundwinkelfalten auf Gelenkbeschwerden. Mit den im Buch beschriebenen homöopathischen Mitteln versuchte ich eine Behandlung. Und tatsächlich traten auch Besserungen ein." Ich gab mich jedoch mit diesem Selbstversuch nicht zufrieden und suchte den Antlitzdiagnostiker Hans-Dieter Bach persönlich auf.

„Ich wollte unbedingt noch mehr über die Gesichtsdiagnostik erfahren. Ich glaubte daran, dass ich meine Krankheiten auf diesem Wege in den Griff bekommen könnte."

Peter Krüger wurde von Heilpraktiker Hans-Dieter Bach genau untersucht. Nicht nur das Gesicht, sondern auch die Beschaffenheit der Zunge war Gegenstand der Diagnose. Die Ergebnisse dienten als Grundlage entsprechender Therapien.

„Mir ging es schrittweise immer besser, ich wurde wieder beweglich und weitgehend schmerzfrei. Meine Vitalität steigerte sich so, dass ich wieder anstrengende körperliche Arbeit verrichten konnte. Ich habe fast in Eigenleistung vier große Ferienwohnungen gebaut. Ich konnte wieder am Leben teilnehmen. Natürlich muss ich ständig an mir arbeiten und mich aufmerksam beobachten. Ich mache das aber, ohne dauernd mit dem Spiegel herumzurennen."

Betablocker wegen Herzbeschwerden – schuld war die Bauchspeicheldrüse

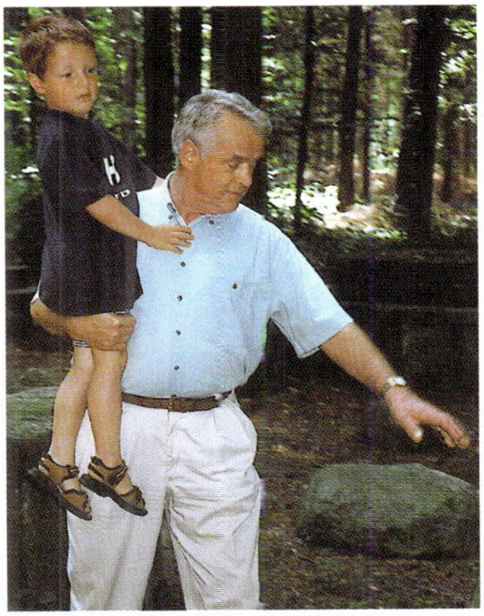

Bernhard Düllmann: Bärlauch statt Betablocker machten ihn gesund

Bernhard Düllmann ist von den Schulmedizinern enttäuscht. Jahrelang hatte er Herzbeschwerden. Besonders nach Stress-Situationen entstand immer ein Druck im Brustraum. Bernhard Düllmann befürchtete einen Herzinfarkt. „Bereits in den 60er Jahren hatte ich einen kleinen Infarkt, den man allerdings auf Grund meines damaligen

Wer heilt hat Recht! Diesen Standpunkt vertritt Bernhard Düllmann heute.

Alters nur als momentane funktionelle Störung interpretierte. Nachfolgende EKGs zeigten allerdings leichte Vernarbungen."

Regelmäßig ging Bernhard Düllmann seitdem zum Arzt. Immer, wenn er den beängstigenden Druck verspürte, unterzog er sich einem Körper-Check-Up, der aus mehreren EKGs an verschiedenen Tagen bestand. Vorsorglich ließ er zusätzlich ein Belastungs-EKG durchführen. Die Ergebnisse waren erstaunlicherweise stets gut. Die Ärzte sahen keine Veranlassung für eine Behandlung. Beschwerden hatte Bernhard Düllmann allerdings trotzdem. „Besonders ab 1990 fühlte ich mich zunehmend schlechter!" Man machte letztlich seine Nervosität für die Beschwerden verantwortlich. „Beta-Blocker und leichte Herzmittel waren das einzige, was die Ärzte mir damals verschrieben. Doch mit dem Bewusstsein, für den Rest meines Lebens Tabletten schlucken zu müssen, fühlte ich mich nicht wohl. Schließlich empfahl mir ein Kunde, dem ich mein Leid klagte, den Heilpraktiker Hans-Dieter Bach."

Antlitz- und Zungendiagnose zeigten die wahre Ursache

„Dieser Heilpraktiker sah mir zunächst eingehend ins Gesicht. Dann wollte er sich meine Zunge genauer ansehen. Schließlich erklärte er mir, dass mein Herz vollkommen gesund sei. Meine Beschwerden würden von der Bauchspeicheldrüse ausgehen. Ich war verblüfft! Schließlich war ich zu ihm gekommen, ohne ihm vorab auch nur andeutungsweise etwas von meinen Problemen erzählt zu haben."

Eine daran anschließende Augendiagnose gab dem Heilpraktiker die letzte Bestätigung. Das Zungenbild hatte die entscheidenden Hinweise gegeben. Natürlich war Bernhard Düllmann zunächst skeptisch. Es war seine erste Begegnung mit einem Heilpraktiker. Konnte diese Art der Diagnostik auf den richtigen Weg führen?

Bernhard Düllmann wurde mit naturheilkundlichen Medikamenten behandelt, unter anderem auch mit Bärlauch-Granulat. Bereits nach drei Tagen hatte er keinerlei Beschwerden mehr. „Wer heilt hat Recht!" – diesen Standpunkt vertritt Bernhard Düllmann heute. Außerdem beobachtet er seit diesem besonderen Diagnose-Erlebnis seinen Körper wesentlich aufmerksamer.

Experte Dr. Peter Emmrich, Arzt:

Antlitzdiagnose nach Schüßler: Mineralsalztherapie heilte den steifen Finger

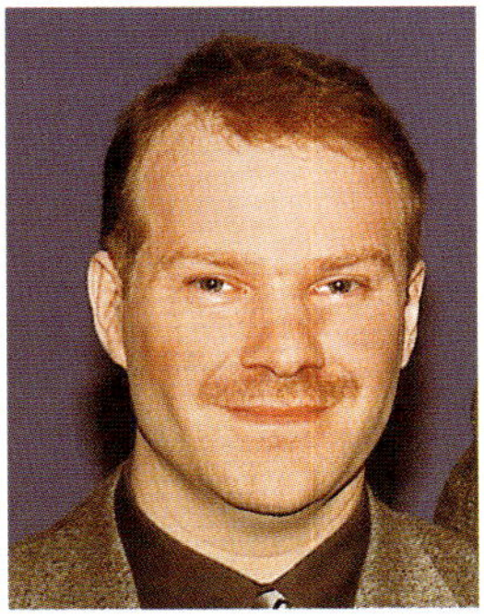

Peter Emmrich sieht in der Anwendung von Schüßler-Salzen eine große Chance zur Heilung vieler Krankheiten

Peter Emmrich studierte zuerst Biologie und Chemie. Nach seinem Diplom nahm er ein Medizinstudium auf. Als Arzt im Praktikum sammelte er zusätzliche Erfahrungen in einer Kinderarztpraxis. Schon während des Studiums hatte er sich für Alternativmedizin interessiert und kam über die Homöopathie zur Biochemie nach Dr. Schüßler. Seitdem beschäftigt er sich intensiv mit der Schüßler-Therapie. 1997 erschien sein Buch zur Antlitzdiagnostik nach Schüßler.

Schlüsselerlebnis: Mit Mineralsalzen lässt sich die verhärtete Sehne wieder bewegen

Die biochemische Heilweise nach Schüßler lernte der junge Mediziner in der Studienzeit kennen. Bald konnte sich Peter Emmrich dann selbst ein Bild von der Heilweise mit Mineralsalzen nach Dr. Schüßler machen. Sein Vater klagte über eine Sehnenverhärtung am Ringfinger der rechten Hand. „Mein Vater konnte den Finger nicht mehr gerade strecken, die Ursache war unbekannt. Der konsultierte Chirurg riet zur Operation, doch mein Vater lehnte das ab. Ich wusste zu diesem Zeitpunkt schon etwas über die Mineralsalztherapie. So war mir bekannt, dass alles, was hart ist, durch Calcium fluoratum weich wird. Also habe ich meinem Vater geraten, es doch mal mit diesem Schüßler-Salz Nr. 1 zu versuchen. Salz Nr. 1 wird in der Regel in Kombination mit dem Salz Nr. 11, Silicea, eingenommen. Schon drei Wochen später spürte mein Vater eine leichte Veränderung, nach drei Monaten war der Finger wieder voll einsatzfähig. Das war sozusagen mein Schlüsselerlebnis. Von da an habe ich mich sehr akribisch mit dieser Heilmethode auseinander gesetzt."

Schüßler heilte Diphterie mit Mineralsalzen – lassen sich auch BSE und Aids damit heilen?

Schüßler war selbst Homöopath, bis er seine eigene Therapieform entwickelte. „Man könnte sagen, es handelt sich um eine abgekürzte homöopathische Therapie: Fehlende anorganische Mineralsalze führen zu gestörten Lebensvorgängen im Organismus und rufen somit Krankheiten hervor. Krankheit wurde von Schüßler als gestörter Mineralhaushalt der Zelle definiert, eine damals – vor ca. 125 Jahren – kühne Behauptung. Heute finden wir sie in der Notfallmededizin bestätigt, nur sagt man zu den Mineralien heute Elektrolyte, meint damit aber dasselbe.

Schüßler fand heraus, dass man eine Störung des Mineralhaushaltes der Zellen auch im Antlitz erkennen kann. Er beobachtete bei Hunderten von Patienten, dass es Parallelen gab zwischen den Krankheitssymptomen und der Veränderung des Gesichtes. Er legte sein Augenmerk auf farbliche Nuancen, auf Schatten- und Glanzbildung sowie auf Falten."

Bei Schüßler ging es primär darum, die Störung im Minaralsalzhaushalt aufzudecken. Ihm schien es klar zu sein, dass unterschiedliche Erreger gleiche Krankheitszeichen und Symptome hervorrufen können. So unterschied er drei Entzündungszustände im menschlichen wie im tierischen Organismus: • Entzündungsstadium 1: trockener Schwellungscharakter ohne Sekretion, zum Beispiel bei Sonnenbrand • Entzündungsstadium 2: weiße zähflüssige Absonderungen, zum Beispiel im Fall von Verletzungen oder Schwellungen, auch eine Mandelentzündung gehört dazu. • Entzündungsstadium 3: eine gelbschleimige Absonderung, etwa bei Fließschnupfen oder Leberentzündung (gelbe Hautfärbung).

Mit seiner Methode konnte Schüßler über hundert an Diphtherie erkrankte Kinder heilen, die von seinen Kollegen aufgegeben worden waren. Und das zu einer Zeit, als es noch keine chemischen Antibiotika gab. Das Ganze bekommt heute eine ungeheure Brisanz im Zeitalter von BSE, Maul- und Klauenseuche und AIDS."

Wie man die richtigen Salze findet

Peter Emmrich nennt einige augenfällige Beispiele für die Antlitzdiagnose nach Schüßler: **„Nehmen wir den Bluthochdruck-Kandidaten, der ein rotes Gesicht hat. Oder den Choleriker, der schreit und dabei einen roten Kopf bekommt. Für beide fand Schüßler eine Störung des Natriumphosphat-Haushaltes. Beide sind übersäuert. Wenn man genau hinsieht, findet man bei beiden auch fettige Haare oder fettige Brillenränder. Schüßler behandelte in diesem Fall mit dem Mineralsalz Nr. 9. Der gestörte Zellstoffwechsel kann wieder ins Gleichgewicht kommen. Interessanterweise normalisiert sich auch der Blutdruck mit der Zeit."**

„Oder nehmen wir den Sportler, der fünftausend Meter rennt und danach in seinem Gesicht zwei dezente hellrote Flecken auf den Wangen neben den Nasenflügeln zeigt. Hier liegt eine Störung des Magnesiumhaushalts vor. Beim gesunden Organismus bilden sich nach Beendigung des Laufes die roten Bäckchen zurück. Beim kranken, gestörten Organismus bleiben sie bestehen. Das können wir vor allem beim alten, herzkranken Menschen beobachten. Schüßler kennt auch hier die richtige Lösung." Für alle zwölf Schüßler-Salze lassen sich typische Anzeichen im Gesicht finden. Woran kann man erkennen, welches Mineralsalz fehlt? Peter Emmrich zeigt dies an weiteren Beispielen:

Calcium Fluoratum (Schüßler-Salz Nr. 1)

Im inneren Augenwinkel fallen feine Falten auf, diese ‚Würfelfalten' können sich über das gesamte Augenlid erstrecken, vereinzelt finden sich Schuppen im Gesicht.

Ferrum Phosphoricum (Schüßler-Salz Nr. 3)

Bei hohläugigem Aussehen, oft mit Schatten in den Augenhöhlen; am inneren Augenwinkel bläuliche Verschattung.

Silicea (Schüßler-Salz Nr. 11)

Bei durchscheinend glasiger Haut, die wie Seidenpapier wirkt. Krähenfüße; glasig gerötete Wangen. Der glasige Glanz tritt zuerst an der Nasenspitze auf und zieht sich bis zu den Ohren hin. Auch Falten neben den Ohren gehören in diesen Behandlungsbereich.

Experte Walter Schwarz, Heilpraktiker:

Die neue Augendiagnostik als Ergänzung zur klinischen Diagnose

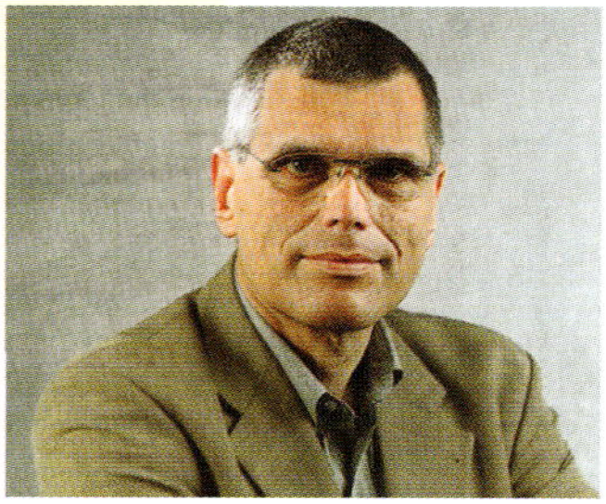

Heilpraktiker Walter Schwarz: Die Irisdiagnostik ist ein ideales Instrument der Vorfelddiagnose. Organbelastungen oder Erkrankungen können frühzeitig erkannt und behandelt werden

Walter Schwarz absolvierte nach seinem Abitur eine Ausbildung zum Heilpraktiker und betreibt seitdem eine eigene Praxis mit dem Schwerpunkt Irisdiagnose. Nach einer vierjährigen Weltumsegelung (1992-1996) erhielt er den Ruf an den „Uslarer Kreis", an das älteste und größte Seminar für Irisdiagnose in Deutschland. Dort unterrichtet er seitdem Heilpraktiker und Ärzte in der Kunst der Augendiagnose.

Als Jugendlicher lag Walter Schwarz über ein Jahr lang mit einer lebensbedrohlichen Nierenerkrankung in verschiedenen Kliniken. „Erst als ein Arzt bei mir durch Augendiagnose die Ursache der Krankheit erkannt und behandelt hatte – es waren chronisch entzündete und inwändig verfaulte Mandeln – begann der siebenjährige Genesungsweg.

Noch zum Abitur hieß es, dass ich aus gesundheitlichen Gründen nie einen Beruf ausüben, eine Familie gründen oder ein normales Leben führen könne. So habe ich irgend etwas studiert, das Studium aber nach dem Vordiplom abgebrochen, sobald sich herausgestellt hatte, dass ich nun wohl doch gesund geworden war. Jetzt absolvierte ich eine Ausbildung zum Heilpraktiker und Augendiagnostiker. Mit 26 Jahren eröffnete ich bei Kiel meine erste eigene Praxis."

Belastungsfaktoren und Krankheiten schon im Vorfeld erkennen

„Die Augendiagnose ist in erster Linie eine herausragende Vorfelddiagnose, die in den meisten Fällen dort zum Einsatz kommt, wo ein Patient nicht mehr richtig gesund, aber noch nicht richtig krank ist. Hier können bereits die unterschiedlichsten Symptome auftreten. Oft setzen Befindlichkeitsstörungen die Lebensqualität des Patienten erheblich herab, so etwa Kopfschmerzen, Übelkeit, chronische Schmerzen jeglicher Art oder Allergien. Das Auge zeigt die möglichen Ursachen.

Bei einigen Patienten können die Augen zusätzliche Hinweise geben. Vor allem dort, wo bisher unerkannte Belastungen die Heilung einer schulmedizinisch eindeutig diagnostizierten Krankheit verhindert haben. Durch die Beobachtung der Augen gesunder Patienten über lange Zeiträume können neue Organbelastungen frühzeitig erkannt und behandelt werden."

Die Augendiagnose kann aber nach Walter Schwarz' Auffassung ein klinisches Diagnoseverfahren nicht ersetzen. „Eigentlich ergänzen sich Augendiagnose und klinische Diagnose gut." Die angeborenen Belastungen unterscheidet man nach acht unterschiedlichen Konstitutionstypen. Jeder Typ hat spezielle organische Schwächen und Erkrankungstendenzen.

Was man im Auge sehen kann

Bei der Irisdiagnose zeigt sich jedes Organ stets an der selben Stelle der Regenbogenhaut. Die Organe des Kopfes liegen im oberen Drittel, die der Brust im mittleren Drittel und alle darunter liegenden Organe im unteren Drittel. Organe der rechten Körperhälfte zeigen sich im rechten Auge, links liegende entsprechend links. Paarige Organe zeigen sich beidseitig.

Bei der Augendiagnose wird vor allem die individuelle Struktur des Bindegewebes beurteilt. Wichtig sind dabei die einzelnen Gewebefasern, deren Dicke, Verlauf und Anordnung. Es zeigen sich auch Stoffwechselschlacken, die nicht ausgeschieden wurden. Farbe und Anordnung weisen auf das verursachende Organ hin. Wichtig ist: Man sieht nur belastete, nie gesunde Organe im Auge. „Aber die meisten Zeichen lassen keinen Rückschluss auf die Intensität der Erkrankung zu. Messwerte können von Augendiagnostikern nicht erhoben werden", so Walter Schwarz.

An drei Beispielen zeigt Walter Schwarz, wie man durch die Irisdiagnose den Weg zu anderen Behandlungsmöglichkeiten findet:

- Kopfschmerz: „Schulmedizinisch wird nur der Schmerz unterdrückt. Augendiagnostisch lässt sich das verursachende Organ erkennen: zum Beispiel Niere, Darm, Galle, Halswirbelsäule und so weiter. Nach dieser Diagnose kann man anschließend biologisch oder homöopathisch behandeln."

- Rheuma: „Häufig wird der Verlauf der Krankheit durch unentdeckte chronische Entzündungen ungünstig beeinflusst. In den Augen lassen sich solche Herde erkennen und dann gezielt behandeln."

- Allergische Reaktionen oder Ekzeme: „Auch hier können über die Augendiagnose auslösende Faktoren erkannt und therapiert werden."

Vorsicht bei braunen Augen!

Nicht alle Augen sind gleich gut geeignet zur Augendiagnose, meint Walter Schwarz. „Die Grundfarbe des Auges resultiert aus der Struktur des Bindegewebes. Es ist immer ein Blau-Ton. Alle anderen Farbnuancen entstehen aus farblichen Auflagerungen. Braune Farben können so kräftig sein, dass sie die Struktur des Bindegewebes vollständig verbergen. In dunkelbraunen Augen ist die Augendiagnose deshalb nur eingeschränkt möglich."

Walter Schwarz betont, dass die moderne Augendiagnostik sich von Spekulationen fernhalten möchte. In den letzten Jahren habe man versucht, „alte Zöpfe zu entsorgen". Manche noch heute zu lesende Interpretation steht in der Nähe der Wahrsagerei, etwa wenn bei einer Veranlagung zum Schlaganfall die voraussichtlich gelähmte Körperhälfte vorausgesagt wird. Alte Lehrbücher über Augendiagnostik beinhalten solche Interpretationen. Die neue Augendiagnostik sieht sich nicht als Konkurrenz zur klinischen Diagnose, sondern als sinnvolle Ergänzung.

Mit der Irisdiagnose ins Schwarze getroffen

Nach einem Autounfall 1983 litt Barbara Marquardt monatelang an akuten Kreislaufbeschwerden, die von ihrem Hausarzt und von verschiedenen Internisten medikamentös behandelt wurden – nach gründlichen Untersuchungen, aber ohne Erkennen der Ursache. Da die Beschwerden blieben, suchte sie andere Behandlungswege. Freunde brachten sie mit Walter Schwarz in Kontakt. „Ich war zunächst sehr zurückhaltend. Was konnte ich schon von dieser Augendiagnose erwarten? Doch die erste Erfahrung damit und die folgende Therapie überzeugten mich. Meine Kreislaufbeschwerden ebbten nach einigen Wochen ab, bis sie dann ganz aufhörten."

Bauchspeicheldrüse als Ursache für allergische Probleme

Im Laufe der Jahre reagierte Barbara Marquardts Körper auf immer mehr Stoffe allergisch. Sie ließ sich mehrfach testen: Die Anzahl der Stoffe, die sie nicht vertragen konnte, nahm kontinuierlich zu. Auch eine Kur half nicht – die Allergieprobleme ließen sich nicht lösen. Barbara Marquardt suchte dann wieder den Augendiagnostiker auf.

„Bei der Irisdiagnose stellte sich heraus, dass die allergischen Beschwerden mit der Bauchspeicheldrüse zusammenhängen könnten. Ich hatte damals auch Probleme mit meinem Bauch, spürte häufig einen unangenehmen Druck und litt an Durchfall und Blähungen.

Die Therapie machte mich zwar nicht ganz allergiefrei, doch konnte ich erstmals seit langer Zeit wieder Äpfel im Naturzustand essen. Die Frühjahrspollen machen mir seitdem nicht mehr zu schaffen. Und meine Bauchprobleme traten auch nicht mehr auf."

Hornhautverletzungen als Störung der Hautausscheidung erkannt

Im April 2000 litt Barbara Marquardt an einer wiederkehrenden Hornhautverletzung im linken Auge. Vor allem in der Nacht bekam sie ständig Schmerzen, die einen geruhsamen Schlaf unmöglich machten. Sie suchte einen Augenarzt auf, dann zwei Unikliniken, doch der Erfolg blieb aus. „Mitte Juli bekam ich eine so genannte Verbandskontaktlinse, unter der meine Hornhaut zusammenwachsen sollte. Die Hornhaut wuchs zwar zusammen, blieb allerdings mürbe, was für mich bedeutete, dass ich nach wie vor jede Stunde Tropfen in die Augen geben musste." Frau Marquardt beschloss, ein drittes Mal ihren Augendiagnostiker zu bemühen.

„Ich weiß auch nicht warum, aber meine Augen hatte ich bisher immer von einer Heilpraktikerbehandlung ausgeklammert. Bei der Irisdiagnose stellte sich heraus, dass sich im Auge das Gebiet ‚Haut' farblich verändert darstellte.

Da diese farbliche Veränderung eine gestörte Hautausscheidung anzeigte, konnte der Augendiagnostiker dort mit der Behandlung ansetzen. Das Ergebnis: Die Hornhaut ist nicht wieder aufgerissen. Ich bin zufrieden."

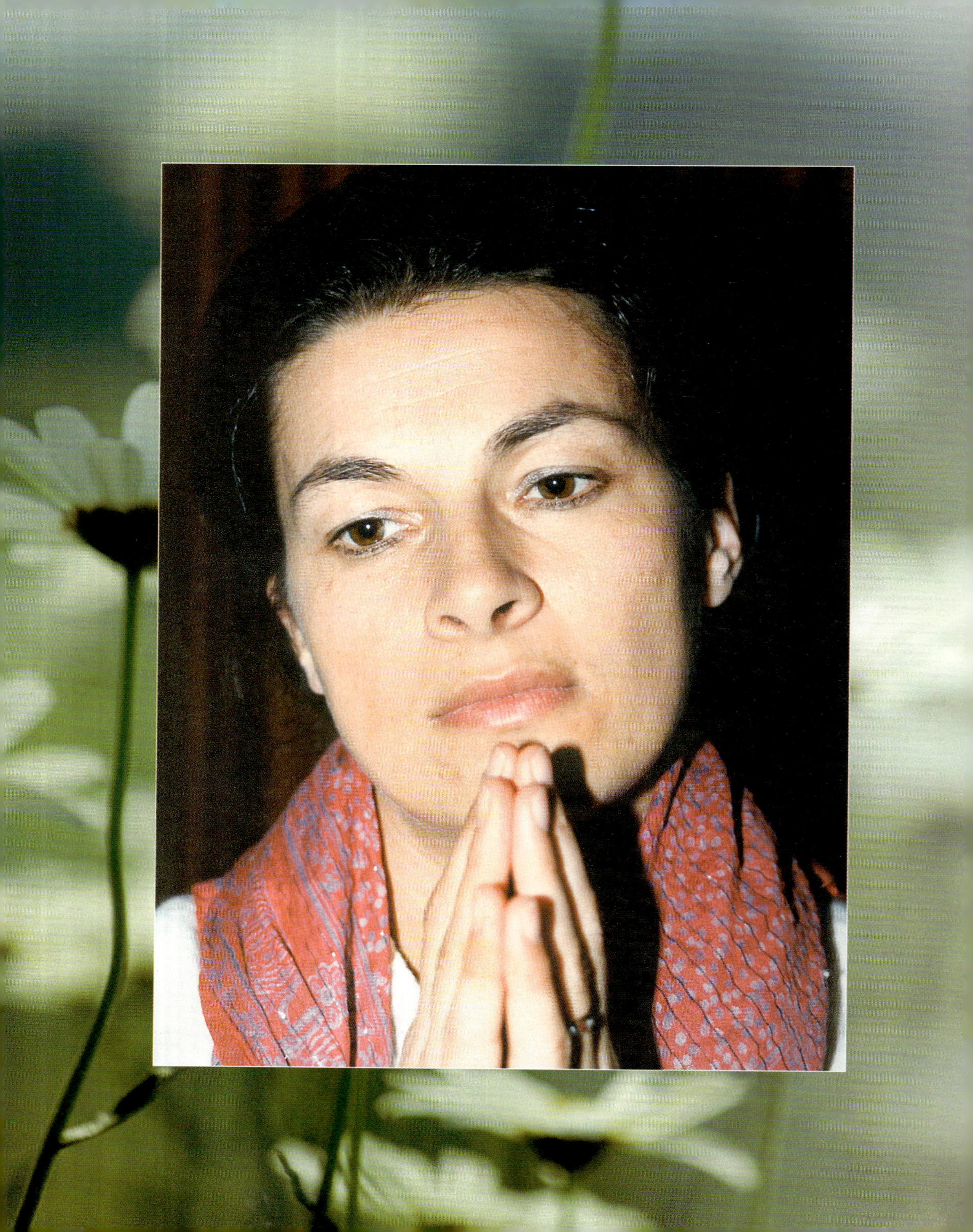

11. KAPITEL

Wenn Gebete heilen

Wie der Glaube Berge versetzt und sich oft das ganze Leben ändert

Gebete können heilen. Viele Menschen haben dies schon am eigenen Leib erfahren. Manche von ihnen sind anschließend selbst zu Heilern geworden. Andere konnten durch die Gebete neue Erkenntnisse gewinnen und neue Kraft für ihr Leben schöpfen. Oft können Gebete kranken Menschen auch helfen, mit ihren Leiden besser umzugehen

In diesem Kapitel: **• Pfarrer Lothar Kuschnik: Gebetsbegleitung für Krebspatienten • Gebete schenkten ihr ein neues Leben • Pfarrer Hans-Ruedi Felix: Heilungsfeiern in der Kirche • Beatrice Anderegg: Zur Heilerin geboren • Gesundbeterin Anna Schmitz: Wie Narben und Schmerzen verschwinden • Von der Gebärmuttersenkung wie durch ein Wunder befreit • Gesundbeter Hans Meierhofer: Durch Gottes Gabe Warzen einfach wegbeten • Warum Vertrauen ganz wichtig ist**

Experte Lothar Kuschnik, Pfarrer:

Gebetsbegleitung für Krebspatienten

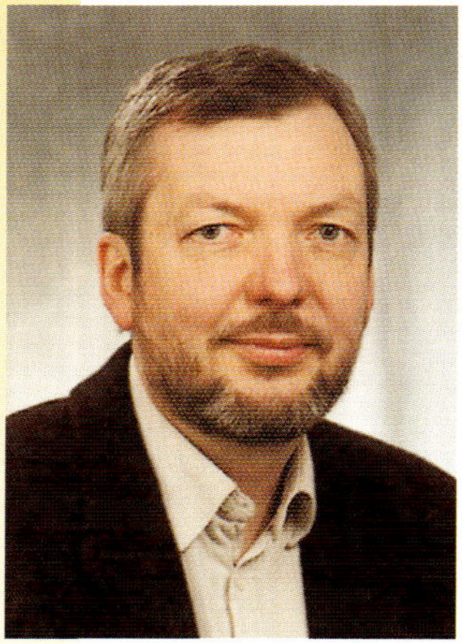

Gebete spielen im Klinikalltag von Pfarrer Lothar Kuschnik eine wichtige Rolle

Der gebürtige Bottroper Lothar Kuschnik studierte Sozialwissenschaften und evangelische Theologie an der Ruhr-Universität Bochum. 1974 machte er sein Diplom in Sozialwissenschaften, 1976 bestand er das Erste Theologische Staatsexamen, zwei Jahre später das Zweite Staatsexamen. 1980 wurde er zum Pfarrer in der evangelischen Gemeinde Bottrop-Fuhlenbrock gewählt. In den Jahren danach absolvierte er eine Zusatzausbildung zum Gestalttherapeuten und machte eine Ausbildung in Psycho-Onkologie bei Carl Simonton. Seit Anfang der 90er Jahre arbeitet Lothar Kuschnik als Pfarrer für Diakonie und Beratung im Kirchenkreis Arnsberg. Seit dieser Zeit ist er außerdem zusätzlich als Krankenhausseelsorger und Lehrtherapeut in der Krebsklinik Veramed in Meschede tätig.

Ich habe viel von den Patienten gelernt

Bereits in der Bottroper Gemeindearbeit beschäftige sich Lothar Kuschnik mit Trauergruppen und der ambulanten Begleitung von Krebspatienten. Nach seiner Zusatzausbildung zum Psychotherapeuten orientierte sich der Seelsorger verstärkt an diesem Arbeitsbereich. Zur Krebsklinik Veramed kam er eher zufällig: „Ich brachte in Vertretung eines Kollegen das Kranken-Abendmahl zu einem Patienten in die Klinik. Ich spürte sofort, dass dies ein guter Ort ist. Als ich hörte, dass in der Klinik keine evangelische Krankenhausseelsorge geleistet wird, bat ich meinen Superintendenten, mir diesen Auftrag zu geben – und so geschah es.

Im Schnitt macht die Klinikarbeit rund 20 Prozent meines beruflichen Alltags aus, aber es ist ein sehr intensiver Teil. Trauerarbeit mit Sterbenden, Begleitung der Krebspatienten mit einer guten Lebenschance, Gebetsstunden und Gottesdienste gehören zu meinen hauptsächlichen Arbeiten. **Ich habe viel von den Patienten gelernt, auch für mein eigenes Leben. 'Wir haben hier keine bleibende Statt', dieses Bibelwort habe ich in der Begegnung mit den Menschen in der Klinik buchstabieren gelernt. Im Mittelpunkt steht das Leben, die Krankheit ist nur eine Erscheinungsform."**

Die vier Wege des Gebets

Gebete spielen im Klinikalltag für Lothar Kuschnik eine wichtige Rolle. Häufig kommt er mit Patienten in Kontakt, die seit ihrer Kindheit nicht mehr gebetet haben. „Wenn die Patienten wollen, dann bringe ich sie zum Gebet. Dann erzähle ich ihnen von den vier Wegen des Gebetes, der kreativen Spiritualität:
• Zu Beginn steht die via positiva: Der Lobpreis geht dem Glauben voraus. Der Dank verändert die Perspektive, denn Anmaßung und Hybris prägen unseren Umgang mit der Schöpfung, auch mit unserem Körper.
• Dann kommt die via negativa, der Weg des Leidens, der Dunkelheit: Er führt uns in das Schweigen, in das Loslassen aller Gedanken und Absichten. Sich auf das Leiden einlassen, eröffnet eine große innere Kraftquelle. • Als dritter Schritt folgt die via creativa: der Eintritt in den schöpferischen Prozess, in dem man eine Idee geschenkt bekommt. Dies hat eine besonders große heilsame Wirkung für den Betenden.
• Und schließlich kommt die via transformativa, der Weg der Wandlung: Das Bewusstsein ein Teil der Schöpfung zu sein, mit allem in Verbindung zu stehen, führt zu einem tieferen Verstehen unseres Lebens."

Kuschnik unterscheidet Bittgebete von kontemplativen Gebeten. Bittgebete gehören zum Standard, die eher meditativen Gebete dringen in ein tieferes Bewusstsein, deren heilsame Wirkung physiologisch messbar sind. Der amerikanische Arzt Larry Dossey nennt diese Form des Gebets „Andacht". Bei der Andacht ist man im Gegensatz zum Bittgebet dankbar und bereit, das Mysterium anzunehmen und Ungewissheit zu tolerieren.

Lothar Kuschnik verweist auf die seelische Bedeutung des Heilens: „Man darf nicht nur die körperliche Ebene der Krankheit begreifen. Schon im Alten Testament steht: Wer sündigt, fällt in die Finger des Arztes. Beten heißt: sich den eigenen inneren Kraftquellen öffnen und dem Wirken des Heiligen Geistes in sich Raum geben." Für ihn gibt es keinen Gebetsautomatismus. „In der Klinik wird auf verschiedene Arten gebetet: im Gottesdienst mit Hilfe traditioneller Texte (Vater Unser, Psalmen), oder freie Gebete in der Stille. Ich bete manchmal mit und für Menschen an ihrem Krankenlager und versuche, im freien Gebet unser vorheriges Gespräch vor Gott zu bringen. Das wird als heilsam erlebt."

Beten muss man selber wollen

„Ich missioniere nicht, der erste Schritt ist immer: Die Patienten müssen zu mir kommen oder sagen, dass ich kommen soll. Wenn die Patienten bereit sind, dann kann ich auch diejenigen zum Gebet führen, die nicht mehr wissen, wie sie beten sollen. Und wenn sie sich darauf einlassen, dann spüren sie häufig eine entsprechende Wirkung. Ich erinnere mich an einen Mann im mittleren Alter, der im Beruf sehr erfolgreich war. Durch seine Krankheit spürte er die Leere in seinem Leben. Wir sind dann ins Gespräch gekommen und fanden Gebete in den Psalmen, die ihm wie ein Geländer dienten. Heute sind ihm die Gebete das Fundament seines Alltags. Er hat die Heilkraft der Gebete erkannt."

Gebete schenkten ihr ein neues Leben

Bis vor drei Jahren war für Christel Wick die Familie die Drehscheibe in ihrem Leben. Doch mit der Diagnose Krebs änderte die Ehefrau und Mutter von vier Kindern ihren Themenschwerpunkt. Durch die Krankheit hat sie einen noch engeren Zugang zur Spiritualität gefunden. Christel Wick weiß, dass nicht nur die medizinische Versorgung zur Genesung geführt hat, sondern die Heilkraft des Spirituellen. Gebete haben ihr ein neues Leben gegeben. Frau Wick lebt mit ihrem Mann und ihren Kindern in Reichshof im Bergischen Land.

Träume - die verlorene Sprache Gottes

Anfang Oktober 1998 diagnostizierten die Ärzte bei Christel Wick eindeutig Darmkrebs, der Operationstermin stand fest. **„Die Operation hat meinen Widerspruchsgeist wachgerüttelt. Ich merkte, so möchte ich nicht über mich verfügen lassen. Niemand interessierte sich mehr für mich, sondern alle sahen nur noch diesen Tumor und der sollte so schnell wie möglich raus. Aber ich habe die Verantwortung für mich und für meine Gesundheit selbst übernommen und sie nicht den Ärzten übergeben."**

Frau Wick bekam eine Woche Aufschub und konnte so in Ruhe mit ihrem Mann und den Kindern reden. „Freunde kamen zum Beten und wir haben gemeinsam um richtige Entscheidungen gebetet. Ich habe mit meinem Mann darüber nachgedacht, was es für mich bedeuten würde, wenn ich sterben müsste. Ich habe mein Leben unter die Lupe genommen und erkannt: Ich hatte ein prall gefülltes Leben. Es wäre zwar schade, aber ich könnte Ja zu einem Abschied sagen. Ganz wichtig war dann der Satz meines Mannes im Gebet: ‚Herr, gib Christel die Kraft, sich tragen zu lassen.' Als Antwort auf diese Bitte hat Gott mir dann einen Traum geschenkt, den ersten von ganz vielen Träumen, die ich bis heute hatte. Mir wurde klar, dass Träume die verlorene Sprache Gottes sind. Seitdem bitte ich um Träume, wenn ich eine Entscheidung zu treffen habe. Nun zu meinem Traum: Ich war gelähmt und saß im Garten auf einer Trage und versuchte, mich selbst zu tragen. Ich war verzweifelt, weil das ja nicht ging. Plötzlich wurde mir klar, wie mein bisheriges Leben gewesen war. Ich habe mich immer nur auf mich verlassen und jetzt war ich gelähmt und versuchte immer noch, mich zu tragen. Der Traum wurde ein Tagtraum, der mich tagelang begleitete. Irgendwann stand jemand neben mir, der mir helfen wollte. Ich erkannte Jesus in diesem Mann und ich bat ihn, mich in mein Zimmer zu tragen."

Träume dieser Art sind für Christel Wick zu einer Art Gebet geworden. „Ich bitte nicht nur, sondern ich höre zu und hoffe auf ein Zeichen. Diese Zeichen habe ich bis heute bekommen und das hat mir geholfen."

Mit Gottes Hilfe das Leben in den Griff bekommen

Dann kam die Operation und Christel Wick fühlte sich wie „ein neugeborener Säugling, der in Gottes Armen lag". Sie hatte keine Angst mehr vor der Operation, sie wusste ganz einfach, dass nichts passieren konnte, „was Gott nicht zuließ". Die Operation verlief problemlos. Nach dem Eingriff standen die nächsten Entscheidungen an: Chemo-Therapie und Bestrahlung, eine andere Behandlung wurde der Patientin nicht angeboten.

Mir wurde klar, dass Träume die verlorene Sprache Gottes sind.

„Ich wehrte mich innerlich sofort, wollte diese Therapie nicht akzeptieren. Da die Ärzte offensichtlich nicht wussten, was gut für mich war, war ich wieder auf Gott angewiesen. Ich betete und schlug die Bibel auf, um zu sehen, ob ich da eine Antwort finden konnte." Frau Wick fand eine Lösung: Chemo-Therapie und Bestrahlung kamen nicht in Frage. „Wenn Gott will, dann werde ich gesund."

Frau Wick stieß mit ihrer Entscheidung bei den Ärzten auf viel Unverständnis, doch ein Zurück gab es für sie nicht. 12 Tage nach der Operation wurde sie aus dem Krankenhaus entlassen. Doch dann stellten sich bei ihr Angst und Zweifel ein. „Ich hatte auf einmal starke Schuldgefühle, der Boden unter meinen Füßen fing an zu bröckeln. Ich fühlte mich von allen unverstanden und verlassen." Doch Christel Wick bekam wieder ein Zeichen: Eine Krebsklinik im Sauerland sollte ihr nächster Schritt sein.

Dort wurden ihr auch andere Therapiewege angeboten wie etwa die biologische Krebstherapie mit Mistel oder Thymus. „Der medizinische Weg in der Veramed-Klinik war völlig akzeptabel. Die Medizin hat mir bis heute auch sehr geholfen, aber die entscheidende Hilfe habe ich von der Klinikseelsorge bekommen. Pfarrer Lothar Kuschnik kannte sich in der Psyche eines krebskranken Menschen aus und er half mir, meine Tagträume und Visionen zu verstehen. Ich fühle mich im Gebet von ihm begleitet und getragen. Ich habe dadurch verstanden, welche Botschaft die Krankheit für mich hat. Ich erkannte, welche Strukturen in meinem bisherigen Leben, in meiner Familie krank machend waren. Ich musste vieles ändern, riskierte, meine Ehe zu opfern. Aber der eingeschlagene Weg war erfolgreich. Ich fühle mich heute befreit und voller Lebenskraft. Ich bin eine andere Frau geworden und meine Familie hat das akzeptiert."

Ich habe mich immer nur auf mich verlassen und jetzt war ich gelähmt und versuchte immer noch, mich selbst zu tragen.

„Gott redet heute in meinem Leben, von ihm bekomme ich die entscheidende Hilfestellung. Meine Gebete, meine Träume haben ein große Bedeutung. Gott zeigt mir an meinen Problemen und Beschwerden, wo er mich heilen möchte. Darauf kann ich mich immer verlassen."

Experte Hans-Ruedi Felix, Pfarrer:

Heilungsfeiern in der Kirche

Hans-Ruedi Felix studierte in Basel und Zürich evangelische Theologie und wurde 1987 zum Pfarrer ordiniert. Ende der achtziger Jahre begann er mit dem Aufbau einer offenen Kirche in Basel. Einer Kirche als Haus für Menschen, in dem unterschiedliche Veranstaltungen stattfinden können. Pfarrer Felix setzte sich für neue Gottesdienstformen ein, organisierte einen Kreuzweg durch Basel und integrierte verschiedene Kunst- und Tanzprojekte in Baseler Kirchen. 1994 wurde die erste City-Kirche, die Elisabethenkirche, in Basel eröffnet. Dort finden seitdem kontinuierlich Heilungsfeiern statt.

Für Pfarrer Felix ist eine Kirche ein Haus für Menschen, in dem gefeiert wird. „Jesus hat auch nicht nur gepredigt und Gottesdienste abgehalten. Er hat mit Menschen gegessen und getrunken, hat mit ihnen Feste gefeiert, hat Menschen berührt und auch geheilt. Warum machen wir das nicht mehr in unseren Räumen?

Das wichtigste an einer lebendigen Kirche sollte sein, dass wir neben meditativen und stillen Angeboten auch viele Angebote haben, wo die Lebensfreude Platz hat, wo das Leben gefeiert wird."

Die Kirche als ein Ort des Zuspruchs

Und die Kirche sollte auch der Ort sein, wo dem Kranken Zuspruch gewährt werden kann. Ein Ort, wo möglicherweise auch Heilungen stattfinden können. „Ich komme aus der pietistischen Tradition heraus. Das bedeutet, ich weiß einfach, dass man in Krankheitsfällen nicht nur zum Arzt gehen kann, sondern auch selber beten kann. Bei schwerer Krankheit – so die Bibel (Jakobus 5) – wurden die Gemeindeleiter zum Kranken gerufen, die dann mit dem Patienten gebetet und ihn mit Öl gesalbt haben."

Pfarrer Felix erinnert sich an Erlebnisse in der ältesten City-Kirche in Europa, in St. James in London, wo die Heiler nach dem Gottesdienst zum Handauflegen zur Verfügung standen. Das hat sein Engagement weiter gestärkt.

Der Auslöser für Heilungsfeiern in seiner Kirche wurde schließlich die Heilerin Beatrice Anderegg. „Nach einem Konzert mit Angelo Branduardi 1994 kam Frau Anderegg auf mich zu und fragte nach, ob es nicht möglich wäre, für kranke Menschen Heilungsfeiern in der Kirche anzubieten. Bei diesen Feiern sollte gebetet und Musik gespielt werden und am Ende sollten Handaufleger für die Kranken zur Verfügung stehen. Ich sagte zu, diese Art von Kirchenfeiern zu machen. Seit sechs Jahren haben wir nun kontinuierlich Heilungsfeiern, an der bis zu 50 Personen teilnehmen. Diese Form der Zusammenkünfte hat sich schon über die Grenzen der Stadt hinaus herumgesprochen. Ein Zuspruch, mit dem ich sehr zufrieden bin."

„Die Gäste kommen in die Kirche und werden mit einer meditativen, einstimmenden Musik begrüßt. Dann folgt nach der Begrüßung eine Kurzpredigt zu einem Heilungstext aus der Bibel. Es gibt aber auch eine Fürbitte, in der wir nicht nur an uns selber, sondern auch an Not leidende Menschen denken. Es wird ein Bezug zu unserer christlichen Tradition hergestellt, dann können die Menschen zu einer Salbung mit Segnung nach vorne kommen. Danach ist es möglich, sich von einem Heiler aus unserem Team die Hände auflegen zu lassen. Die Gäste können so lange bleiben, wie sie möchten."

Für den Heiler ist die meditative Einstimmung auf die andere Welt, auf Gott, auf Christus ganz wichtig. „In dieser Gebetshaltung öffnet er sich für die andere Wirklichkeit und erlebt sich als Kanal, um von dort her über seinen Körper und seine Hände Kraft und Unterstützung zum Patienten hin weiterleiten zu dürfen. Ohne diese meditative, betende Haltung kann ein Heiler gar nichts ausrichten. Nicht er selber heilt, sondern es ist Gott, der Linderung, Tröstung und manchmal Heilung schenkt."

Die Wege der Heilung sind wunderbar

Für Pfarrer Felix steht fest, dass Gebete heilen können. „Nicht im Sinne davon, dass wir immer erhalten, was wir uns wünschen. Doch Beten kann helfen, die Krankheit zu akzeptieren und die Botschaft der Krankheit zu begreifen. Ich beobachte, dass Menschen dank des Gebetes manchmal einfach lernen mit ihrer Krankheit besser umzugehen und besser zu leben. Bei anderen kann diese Zustimmung zur Krankheit aber auch der Anfang eines Genesungsprozesses und schließlich der Heilung sein."

Pfarrer Felix weist aber auch darauf hin, dass er noch nicht erlebt hat, dass jemand an Stöcken kam und dann wieder aus der Kirche hüpfte. „Aber wir haben immer wieder Rückmeldungen, dass Menschen Heilung erfahren haben. Doch wir betonen dabei, dass letztlich niemand weiß, was tatsächlich zur Genesung beigetragen hat. Vielleicht hat die Therapie des Arztes geholfen. Oder die Einstellung des Patienten hat sich hilfreich verändert. Oder Gebete oder das Handauflegen haben die Besserung bewirkt. Oft erleben wir, dass auch emotionale Blockaden überwunden werden können und Menschen wieder zu ihren Gefühlen und Tränen finden. Auch das kann zur Genesung beitragen."

Expertin Beatrice Anderegg, Heilerin:

Zur Heilerin geboren

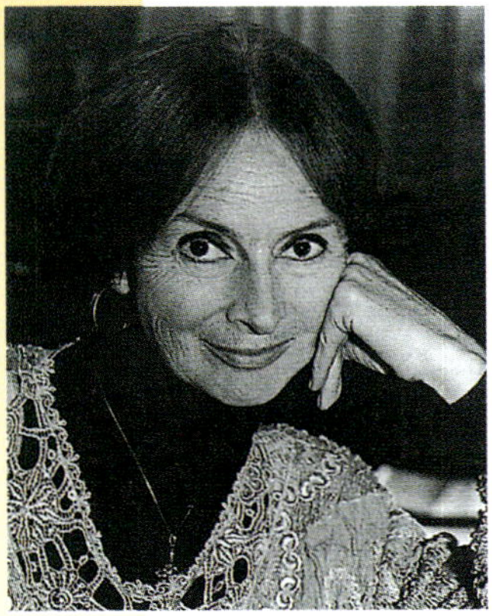

Heilerin Beatrice Anderegg veranstaltet Heilungsfeiern in der Baseler Elisabethenkirche

Beatrice Anderegg absolvierte nach der Rudolf Steiner Schule eine künstlerische Ausbildung an der Royal Academy of Dramatic Art in London. Die Mutter von drei Kindern und Ehefrau von Pfarrer Erwin Anderegg – er arbeitete knapp 40 Jahre als Seelsorger in der Psychiatrischen Klinik in Basel – kümmerte sich zunächst um ihre Familie und bekam dann über eine eigene Krankheit Zugang zu englischen Heilern. Heute ist sie selber Heilerin und an den Heilungsfeiern in der Baseler Elisabethenkirche beteiligt.

Frau Andereggs von Geburt an zerbrechliche Gesundheit und drei Begegnungen führten sie, ohne dass sie dies gewollt hatte, zum Ausüben der heilerischen Tätigkeit. „Ich bin in einer Familie aufgewachsen, die mit Religion nichts zu tun hatte, mein Vater war Freimaurer. Von daher ist es schon erstaunlich, dass ich zu einer tiefen Religiosität gefunden habe."

„Da war zunächst 1965 die Begegnung mit meinem Mann, der in der Psychiatrischen Klinik in Basel arbeitete. Später kamen Menschen zu uns nach Hause, setzten sich auf die Küchenbank, sprachen über ihre Belastungen und sagten mir danach, dass mein Interesse ihnen gut getan habe. Auf Grund meiner eigenen schlechten Gesundheit kam ich 1983 zu einem der wohl bekanntesten englischen Heiler, Tom Johannsen, nach London. Er war es, der mich auf meine Gabe des Heilens aufmerksam machte. Kurz darauf schickte er mir ungefragt Patienten.

„1987 traf ich zum ersten Mal Pfarrer Felix und sprach mit ihm über englische Kirchen und dort zugelassene Heiler. Diese ‚healer' sind auf der

Insel offiziell zugelassen, arbeiten in Krankenhäusern und Kirchen. Pfarrer Felix war sehr angetan, hatte damals aber noch keinen festen Job, keine Gemeinde. Mir selber fehlte der Mut, an die Öffentlichkeit zu gehen. Es dauerte noch rund sieben Jahre, bis meine Idee, meine Vision, umgesetzt werden konnte. Nach einem Konzert von Angelo Branduardi in der Elisabethenkirche sprach ich Pfarrer Felix an. Meine Vision konnte endlich Wirklichkeit werden. Ein Jahr später gab es die ersten Heilungsfeiern in der Kirche. Es gibt noch zwei weitere Kirchen in der Schweiz, in Zürich und in Thun, die unserem Beispiel folgten."

Warum es wichtig ist, sich selbst zu akzeptieren

„Bei den Heilungsfeiern kommen Patienten in die Kirche, die in einer verzweifelten Lage sind. Es sind Menschen, die nirgendwo Linderung oder Hilfe gefunden haben. Und es sind zumeist Leute, deren Seele unter irgendeiner Last seufzt. Ich lege meine Hände auf, helfe aber nicht nur mit den Händen. Genauso wichtig sind die Gespräche mit den Patienten, das stille Gebet, das während meiner Arbeit eine Rolle spielt. Und ich beginne meine Handauflegung immer im Gebet um Gottes Hilfe. Wenn ich von mir als Heilerin spreche, verstehe ich mich als eine Art von Instrument, ich bin Genesungshelferin."

Beatrice Anderegg weiß, dass durch ihre Arbeit Heilungen stattfinden können. Sie verweist aber darauf, dass es keine Wunderheilungen sind. „Ich habe bisher keiner Wunderheilung beigewohnt. Aber für mich ist es ein kleines Wunder, wenn mir eine an Polyarthritis erkrankte Frau sagt: ‚Immer, wenn ich bei ihnen gewesen bin, habe ich drei Tage lang kaum noch Schmerzen.' Oder: ‚Ich bin ganz schmerzfrei.'

Viele Menschen leiden derart an Selbstzweifeln, trauen sich nichts zu. So ist es ein Wunder, wenn ein Mensch wieder seinen Selbstwert findet und sich als einzigartiges Kunstwerk betrachten lernt.

Heilung kann dann geschehen, wenn man sich selbst akzeptieren lernt, Fehler mit der Sanftheit und der unerschütterlichen Geduld einer liebenden Mutter zu korrigieren versucht und neue Verhaltensweisen einübt.

Gesundes Selbstvertrauen hat letztlich zu tun mit Urvertrauen oder Gottvertrauen. Ich leiste dabei nichts Außergewöhnliches, sondern ich lasse mich leiten in einer Aufgabe, für die ich geeignet zu sein scheine."

Beatrice Anderegg weiß ganz genau, wo die Grenzen ihrer Heilkunst liegen. „Niemals darf ich den Arzt ersetzen. Eine endogene Depression mit akuter Suizidgefahr muss mit Medikamenten behandelt werden. Bei Krebskranken ist aber die begleitende Unterstützung während einer Chemotherapie oder einer Bestrahlung äußerst hilfreich."

Auch für ihre eigene Gesundheit setzt sich die Heilerin Anderegg ein. „Vor einem halben Jahr hatte ich eine riskante Netzhautoperation, die nicht optimal verlief. Die Netzhaut drohte erneut loszureißen. Ich betete verzweifelt um mein Auge. Mein Arzt hatte dann eine neue Idee und über Nacht heilte alles deutlich ab. War es mein Gebet? War mein Arzt göttlich inspiriert mit seiner Idee?"

Expertin Anna Schmitz, Gesundbeterin:

Durch Gesundbeten verschwinden Narben und Schmerzen

Anna Schmitz, eine alte Dame aus dem Städtchen Kalterherberg in der Eifel, hat eine besondere Fähigkeit: Sie besitzt die Gabe, durch Beten andere Leute zu heilen. **Sie sagt: „Ich kümmere mich vor allem um Verbrennungen, aber ich kann auch andere Leiden lindern, zum Beispiel Augenschmerzen. Viele Leute kommen zu mir und bitten um Hilfe. Aber bei uns im Ort gibt es auch noch eine Reihe anderer Gesundbeter, nicht nur mich."**

Eine Gabe „von oben"

Glaubt man den Aussagen des Pfarrers, des Bürgermeisters und der örtlichen Ärztin, so ist Anna Schmitz mit ihrer Fähigkeit im Landkreis bekannt und voll akzeptiert. Die Ärztin von Kalterherberg schickt ab und zu Patienten zur Gesundbeterin und würde sich auch selbst bei Problemen von ihr heilen lassen. Die Gesundbeterin geht jeden Sonntag in die Kirche und ruht fest in ihrem katholischen Glauben. Ihrer Meinung nach liegt der Grund für ihre heilende Kraft in ihrem Glauben. „Es ist eine Gabe von oben", sagt sie.

Die Fähigkeit zu heilen entdeckte sie 1981, als ihr Onkel, ebenfalls ein Gesundbeter, diese Gabe auf sie übertrug. „Mein Onkel hat mich gebeten, dass ich das Gesundbeten nach seinem Tod für ihn weiterführe. Ich habe mir dann ein bestimmtes Gebet von ihm aufgeschrieben." Auch noch nach dem Tod ihres Onkels blieb Anna Schmitz ihm eng verbunden. Sie besuchte regelmäßig sein Grab und bat ihn um Hilfe für die Verbrannten.

Ihre Behandlung zieht sich immer über mehrere Tage hin. Wenn Menschen mit ihren Problemen zu Anna Schmitz kommen, nimmt sie das Kreuz vom Rosenkranz in die Hand, spricht ihr Gebet und bläst auf die Wunden.

„Ich bete drei Tage lang für diese Menschen", erklärt die Heilerin. Nicht immer verschwinden die Narben der Patienten, die Schmerzen jedoch fast immer. Es kommen nicht nur religiöse Leute zu mir, sondern auch Menschen, die gar nicht an Gott glauben. Da gilt es dann, sie von der Heilkraft ‚von oben' zu überzeugen." Auch den Menschen im Altersheim hilft Anna Schmitz häufig bei gesundheitlichen Beschwerden.

Doch nicht nur anderen, sondern auch sich selbst kann sie auf diese Weise helfen. Vor einigen Jahren verbrannte sie sich den Oberkörper an einer Kanne heißem Kaffee. Sie erzählt: „Ich betete drei Tage und alles war wieder gut. Ich bin glücklich über meine Fähigkeiten, auch wenn es manchmal etwas anstrengend ist."

Von der Gebärmuttersenkung wie durch ein Wunder befreit

Christine Willman, früher unter anderem als Krankenschwester in der Gynäkologie tätig, erlebte mehrere wundersame Gebetsheilungen. Eine Heilung, die ihr vor allem vom medizinischen Standpunkt aus unerklärlich ist, war die Korrektur ihres Gebärmuttervorfalles.

Sie erzählt: „Zu einer Senkung der Gebärmutter kommt es meist nach einer Geburt. Ein so extremer Vorfall wie meiner ist eigentlich nur mit einer Totaloperation zu beheben. So etwas geht auf keinen Fall von selbst weg." Die Senkung, die bei Christine Willmann vorlag, war bereits einige Jahre zuvor von ihrem Frauenarzt in ihrem früheren Wohnort Kaiserslautern diagnostiziert worden. „Am Anfang waren die Beschwerden gar nicht so dramatisch, aber es wurde immer schlimmer. Mit der Gebärmuttersenkung geht meist auch eine Blasensenkung einher. So hatte ich beim Husten oder Lachen teilweise starke Schmerzen. Der Muttermund drückte in die Scheidenwand. Von außen konnte ich eine hühnereigroße Ausbeulung der Scheidenwand ertasten."

Christine Willmann ist aktiv in der Freien Evangelischen Gemeinde in Hamburg tätig. Bei einem so genannten Heilungsseminar, an dem sie vor einigen Jahren teilnahm, überfielen sie starke Unterleibsschmerzen. Der Schmerz war ihr offenbar anzusehen, da sie von zwei Frauen gefragt wurde, was sie denn für Probleme habe. Daraufhin schlugen sie vor, für sie zu beten.

Frau Willmann erinnert sich: „Während des Gebets wurde ich geheilt, der Schmerz war ganz plötzlich total weg. Ich habe gejubelt vor Freude. Als ich am späten Nachmittag nach Hause kam, tastete ich mich selbst ab und war verwundert, dass ich keine Ausbeulung mehr spürte." **Ihre Frauenärztin bescheinigte ihr anhand von Ultraschall-Aufnahmen, dass ihre Gebärmutter am richtigen Ort lag.**

Seit zwei Jahrzehnten betet sie nun selbst für Kranke und besucht sie zu Hause. Ihr eigenes Heilerlebnis war ausschlaggebend für ihre Wandlung. Sie ist heute streng gläubig und von der Wirksamkeit der Heilgebete fest überzeugt.

Experte Hans Meierhofer, Gesundbeter:

Durch Gottes Gabe Warzen einfach wegbeten

Bis vor einigen Jahren arbeitete der Gesundbeter Hans Meierhofer als Landwirt in einem kleinen Ort in Oberschwaben in der Nähe von Kempten. Er ist verheiratet und Vater von vier Söhnen. Bereits als Kind bemerkte er eine ihm nicht erklärbare Fähigkeit. Hans Meierhofer reagierte stark auf Wasseradern unter der Erde. Vor mittlerweile über 30 Jahren stellte er zudem fest, dass er über die seiner Meinung nach göttliche Gabe verfügte, Warzen wegbeten zu können.

„Freitag ist der beste Tag dafür. Dazu muss der Mond abnehmen", führt Hans Meierhofer aus. Unzählige Menschen hat er von ihren Warzen und anderen Beschwerden befreit. Auch seiner Frau und seinen Söhnen hat er schon geholfen, allerdings ist es ihm lieber, wenn seine Patienten Fremde und keine Familienangehörigen sind. Für seine Hilfe nimmt Herr Meierhofer kein Geld an.

Im Februar 1994 war Hans Meierhofer zu einer Herzkatheteruntersuchung im Kreiskrankenhaus Kempten, wo ihn die Krankenschwester Christa Fischer ansprach und ihn bat, ihr die Warzen wegzubeten.

Dies tat er, indem er ein Gebet aufsagte, dreimal auf die Warzen blies und der Patientin drei Kreuzzeichen auf jede Warze machte. Dazu soll er noch folgenden Spruch gesagt haben: „Was ich seh', das ist eine Sünd' - und was ich greif', das verschwindt."

Die Warzen waren nach der Prozedur verschwunden. Nur eine Warze blieb, da sie unter einem Ring versteckt war und bei der Heilbetung von Hans Meierhofer vergessen wurde.

Warum Vertrauen ganz wichtig ist

Christa Fischer arbeitete bis kurz vor der Geburt ihres Kindes im Kreiskrankenhaus Kempten. Dort war sie als Krankenschwester tätig. Seit mehreren Jahren litt sie unter etwa acht bis neun großen Warzen an ihrer rechten Hand, derer sie sich vor ihren Patienten schämte. Sie selbst hatte schon alles in ihrer Macht Stehende getan, um die lästigen und unschönen Gewächse endlich loszuwerden. Einige Ärzte rieten ihr, die Warzen operativ entfernen zu lassen.

Doch im Februar 1994 bekam sie einen Tipp von ihrem Stationsarzt. Er machte sie darauf aufmerksam, dass der Gesundbeter Hans Meierhofer zu jener Zeit als Patient im Krankenhaus sei. Der Mediziner ermunterte Christa Fischer dazu, sich mit ihren Warzenproblemen an Hans Meierhofer zu wenden, was sie auch tat. **„Er war mir sofort sympathisch, das ist sehr wichtig. Er fing an, meine Warzen zu besprechen und sie anzublasen. Danach begannen die Warzen zu jucken und wurden schon bald kleiner," erzählt Christa Fischer.**

Bis heute sind die Warzen nicht wieder gekommen. Allerdings ist Frau Fischer davon überzeugt, dass die Behandlung nur erfolgreich ist, wenn der Patient dem Gesundbeter absolutes Vertauen entgegen bringt.

In Oberschwaben scheint das Gesundbeten nichts Außergewöhnliches zu sein. Sogar in Christa Fischers eigener Familie gibt es Familienmitglieder, die diese Fähigkeit haben. Ihre Großmutter verstand sich auf „das Brandlöschen", dem Beten gegen die Schmerzen bei Brandverletzungen. Als Kind verbrühte sich Christa Fischer sehr schwer den Arm. Weil sie unter starken Schmerzen litt, machte sich ihre Großmutter sofort daran, den „Brand zu löschen". Sie betete für ihre Enkelin und die Schmerzen waren gleich verschwunden.

Christa Fischer ist von der heilsamen Wirkung des Gesundbetens überzeugt, wobei sie sich aber nicht erklären kann, wie die Heilung vonstatten geht. Sie meint: „Es gibt einfach eine Wirkung des Glaubens, die man nicht erklären kann."

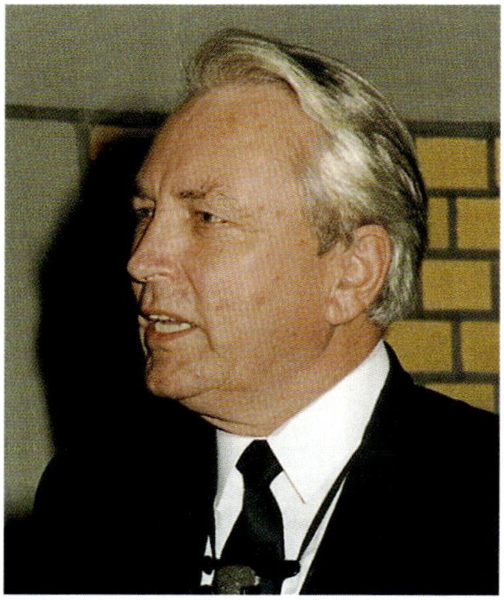

Prof. Hans Schadewaldt, Medizinhistoriker und Dauergast bei Fliege

Sieben Jahre „Sanfte Medizin" bei Fliege

Von Hans Schadewaldt

Im Jahre 1963 wurde ich von einer Privatdozentur in Freiburg auf den neu errichteten Lehrstuhl für Geschichte der Medizin an der damaligen Medizinischen Akademie Düsseldorf berufen. Meinen Wehrdienst bei der Kriegsmarine hatte ich von 1940 bis 1945 überstanden, musste aber dann noch als frisch gebackener so genannter Marinehilfsarzt dreieinhalb Jahre in einem französischen Kriegsgefangenenlazarett in Castel-Sarrazin Dienst tun.

Nach der Rückkehr in die Heimat 1949 musste ich zuerst in Tübingen in der dortigen Universitäts-Kinderklinik neu anfangen, konnte dann aber in Freiburg auch in der Medizingeschichte Fuß fassen. In Tübingen, Würzburg und Königsberg hatte ich zwischen Fronteinsätzen Medizin und Geschichte studieren können, und mehr und mehr begeisterte ich mich für die Faszination anderer Kulturkreise und außereuropäischer Gedankengänge.

So hatte ich schon vor der Berufung nach Düsseldorf einen großen Teil der Welt als Schiffsarzt und in der Tropenmedizin erleben dürfen. Mehr und mehr hatte ich mich neben meiner klinischen und literarischen Tätigkeit der Medizingeschichte zugewandt. Durch meinen unvergessenen Mainzer Lehrer, Professor PAUL DIEPEN erhielt ich einen ersten Hinweis auf die Theorie der Elementargedanken, die der ehemalige Marinearzt, Weltreisende und Begründer des Berliner Völkerkundemuseums ADOLF BASTIAN entwickelt hatte.

BASTIANS Vorstellung war, dass überall auf der Welt fast unabhängig voneinander und in unterschiedlichen Zeitläufen die gleichen Elementargedanken entstanden sein dürften. Wie ALEXANDER VON HUMBOLDT betonte er die Einheit des Menschengeschlechts gegenüber den damals aufkommenden Rassentheorien. Dass er im Dritten Reich darauf keine Erwiderung mehr fand, ist eine Folge der damaligen Rassenideologie gewesen.

Aber ich konnte auf die ältere Literatur zurückgreifen. Hier fand ich, dass – ebenso wie CHARLES DARWIN, der auf einer Schiffsreise in den Jahren 1831 bis 1836 seine neue Lehre von der Selektionstheorie aufgestellt hatte, die nachher als Darwinismus die gesamte Welt erschüttern sollte – auch BASTIAN – freilich in anderen Dimensionen als der englische Medizinstudent und Naturforscher denkend – eine neue Theorie über das archaische Denken aufgestellt hatte.

Es war für mich 1964 sehr interessant, dass auch der damals gerade in Deutschland bekannt gewordene Dichter EUGÈNE IONESCO – sicherlich ohne die Gedankengänge BASTIANS zu kennen – ähnliche Vorstellungen entwickelte:

„Da ich nicht alleine auf der Welt bin, da ein jeder von uns in seinem tiefsten Inneren zugleich alle anderen verkörpert, sind meine Träume, meine Wünsche, meine Ängste nicht mein Eigentum; sie gehören zu einem von den Vorfahren überkommenen Erbe, sie sind ein uralter Schatz, auf den alle Menschen einen Anspruch haben."

Ich hatte mich schon zum ersten Mal 1965 mit den so genannten „Initiationsriten", die bei fast allen Naturvölkern der Welt zu beobachten waren – und 1968 in einem Buch über den „Medizinmann bei den Naturvölkern" – mit diesen Fragen auseinandergesetzt. Und ich erkannte mehr und mehr, dass BASTIAN daran glaubte, dass unabhängig von sozialen, religiösen, philosophischen und anderen kulturellen Einflüssen – sozusagen autochthon – in den verschiedenen Völkern und Rassen gleichartige Gedanken entwickelt werden, was man heute modern eventuell als „Ideenansteckung" bezeichnen könnte.

Als sich dann auch die moderne Psychologie mit SIGMUND FREUD an der Spitze und seinem Schüler und späteren Widersacher CARL GUSTAV JUNG von seelischer Seite dieser Frage näherte, war es nach dem Zweiten Weltkrieg wieder erlaubt, BASTIAN zu zitieren. Und – wie die Brockhaus-

Enzyklopädie im Jahr 1968 mitteilte: „Kulturpsychologische Urmotive auf der Grundlage seelischer Gleichheit der Menschheit aus der sich gleiche Kulturelemente ergeben, zu definieren."

Als Dauergast bei FLIEGE

Diese Voraussetzungen waren vielleicht der Beginn meiner Beziehung zu der „Fliege"-Redaktion. Ich gestehe offen, dass ich vorher niemals eine „Fliege-Sendung" gesehen hatte und zuerst annahm, es handele sich um ein Kunstwort. Erst als ich dem Pastor JÜRGEN FLIEGE in den Studios der teletime im Geiselgasteig begegnete, wurde mir klar, dass es sich hier um eine außergewöhnliche Persönlichkeit handelte. Um einen Mann, der mit Behutsamkeit und Verständnis den Teilnehmern dieser Sendung begegnete. Aber erst als ich merkte, dass er auch sehr gut Latein verstand – weil ich gelegentlich als Mediziner und Historiker in diese alte klassische Sprache zurückfiel – wurde mir deutlich, dass ich hier einen evangelischen Theologen vor mir haben musste.

Offensichtlich habe ich meine Sache bei meinem ersten Auftreten – wo ich als liberaler Schulmediziner sozusagen fast die andere Seite der alternativen Medizin zu vertreten hatte – recht gut gemacht. Denn ich wurde nunmehr – vor allem von der grauen Eminenz im Hintergrund, Herrn WALTER OHLER – immer wieder zu verschiedenen Sendungen, die sich mit der so genannten „sanften Medizin" zu beschäftigen hatten, als Diskussionsredner eingeladen.

Mehr und mehr wuchs ich in eine Vertrauensposition herein, die auch bei der Vielzahl meiner schulmedizinischen Kollegen Zustimmung fand, die mir andererseits jedoch da und dort barsche Kritik von streng konservativ denkenden und ausschließlich naturwissenschaftlich argumentierenden Kollegen entgegenbrachte.

Aber inzwischen war ich als ein unabhängig denkender Medizinhistoriker, der durchaus auch seine Meinung unverblümt – aber niemals, wie ich hoffen darf, verletzend – äußern durfte, auch über den deutschen Kulturkreis hinaus anerkannt. Und so wurde ich – das war eines meiner besonderen Erlebnisse – sogar als erster Deutscher zum Präsidenten der nur französisch und englisch sprechenden Internationalen Gesellschaft für Geschichte der Medizin gewählt und in meinem Amte zur Wiederwahl bestätigt. Hier hatte ich nun natürlich noch mehr als im engen Deutschland die Möglichkeit, die Vorstellungen und Begründungen der Kollegen aus ganz anderen Kulturkreisen kennen und achten zu lernen. Was dann wieder Eingang in meine Argumentation bei den „Fliege-Sendungen" fand.

Bei diesen war besonders reizvoll, dass ich oft nur wenige Tage vor der Live-Sendung in Geistelgasteig – die stets wegen der nachfolgenden Nachrichtensendung 59 Minuten nie überschreiten durfte – mit meinen künftigen Gesprächspartnern bekannt wurde. Dies waren Ärzte, Heilbehandler und natürlich vor allem die von den betreffenden diagnostisch und therapeutisch ungewöhnlichen Methoden beeindruckten Patienten. Ich konnte allenfalls in den kurzen Wartezeiten vor den Live-Auftritten mit der einen oder anderen, zum Teil auch fanatisch für oder auch gegen eine bestimmte Lebensweise argumentierenden Person, Fühlung aufnehmen.

Freilich, es gab in den Sendungen natürlich auch Vorstellungen, denen ich als studierter Medizinhistoriker nicht folgen und manchmal sogar heftig widersprechen musste. So konnte ich mich zum Beispiel nicht im Sinne der Hildegardismedizin mit der Auffassung mancher ihrer Anhänger anfreunden, der Edelsteintherapie eine besondere Bedeutung zuzuerkennen. Obwohl der alte Grundsatz „Wer heilt, hat Recht" auch von mir als Medizinhistoriker, der eine über 5000-jährige Geschichte der Heilkunde zu überblicken vermag, voll anerkannt wurde.

Dabei wurde mir auch deutlich, dass das alte Grundprinzip des Begründers der späteren Preußischen Akademie der Wissenschaften im Jahre 1700 Gottfried Wilhelm Leibniz „theoria cum praxi" in besonderem Maße gerade für die Medizin als Heilswissenschaft zutraf. Denn hier vermischten sich praktische, in der Behandlung oder durch Tradition erworbene Erkenntnisse mit einem theoretischen Überbau, der schon bei den so genannten primitiven Völkerschaften eindeutig erkennbar ist. Und immer dann, wenn Patienten oder Heilbehandler auf ihre persönlichen Erfahrungen verwiesen, versuchte ich nachzuweisen, dass auch diese wiederum aus einem breiteren Erkenntnisstrom theoretischer Vorstellungen gespeist wurden. Überraschend war für mich, dass die Veranstalter es vermieden, so genannte

Scharlatane, die oft in der „bunten Presse" als neue Wohltäter der Menschheit herausgestellt wurden, einzuladen und den Mut hatten, andererseits sehr bekannte und erfahrene Heilbehandler aus fremden Kulturkreisen nach Geiselgasteig zu bitten.

Die Faszination fernöstlicher Heilmethoden

Besonders fasziniert war ich jeweils von den Diskussionen mit den Vertretern fernöstlicher Heilmethoden. Ich nenne hier die Chinesische Medizin, die altindische Ayurvedische Medizin und schließlich die Tibetische Medizin. Sie wurde in einfacher Klarheit von dem hoch angesehenen, alten Leibarzt des Dalai Lama vorgetragen, der in sich selbst das Prinzip der Ausgewogenheit und der überlegenen Verwendung ganz bestimmter Heilmethoden verkörperte. Diese Gegenüberstellung eines in der europäischen Medizin groß gewordenen deutschen Medizinhistorikers mit dem in einer ganz andersartigen Welt aufgewachsenen tibetanischen Leibarzt gehörte mit zu den Höhepunkten meiner Begegnung bei den Fliege-Diskussionen.

Es offenbarte sich eine völlig andere Welt, die weder von der Vier-Säfte-Lehre der Antike und ihrer Nachfolger noch von der Zellularpathologie VIRCHOWS ausging, sondern auf einer ganz anderen Grundlage tibetischer und altchinesischer Vorstellungen von den Wirkungskräften der Natur aufbaute.

Für TENZIN CHOEDRAK war zum Beispiel die in der chinesischen Medizin weit ausgebaute Pulsdiagnostik ein entscheidender Faktor, mit dem er offensichtlich mit vielfältigen schulmedizinischen Diagnoseverfahren belegten Krankheitsbilder der vorgestellten Patienten sichern konnte, was ich ihm gern bestätigen durfte. Denn er sprach keine europäische Sprache und konnte deshalb mit den Patienten und Patientinnen nicht direkt kommunizieren. Freilich waren auch seine vorgeschlagenen Heilmittel keine europäischen Pharmaka, sondern aus dem Hochland von Tibet und den nördlichen Teilen Indiens gewonnene Pflanzenextrakte, die in Europa sicherlich schwer zugänglich sind.

Die der Traditionellen Chinesischen Medizin benachbarte ayurvedische Heilkunde zeigte deutlich, dass sie nicht von den – uns nach wie vor beherrschenden – starren anatomischen Gedanken ausging, sondern von dynamischen Überlegungen getragen wurde.

Die Zahlenspekulationen, die in der alten Welt auf der Zahl „Vier" beruhen, sind in Indien für die Zahl „Fünf" vorherrschend. Entsprechend werden fünf Elemente unterschieden: Raum, Wind, Feuer, Wasser und Erde, wobei die Kraft und der Stoff untrennbar verbunden sind.

Auch in der – wahrscheinlich sehr viel älteren – altchinesischen Medizin spielt die Zahl Fünf die beherrschende Rolle. Fünf Himmel, fünf Planeten, fünf Jahres- und Tageszeiten, fünf Töne und Farben, fünf Arten des Geschmacks, fünf Elemente, aus denen alles in der Welt besteht, sind die Lebensprinzipien.

Und dazu gehören als Wirkkräfte das männliche Prinzip Yang und das weibliche Prinzip Yin. Yang und Yin kreisen mit dem Blut im Körper. Aber auch in einem geistartigen Substrat, das bald gasförmig, bald flüssig gedacht wird, durch Kanäle, die so genannten „Meridiane", die die Organe verbinden. Diese Kanäle können verstopft sein und müssen dann mit Hilfe der Akupunktur behandelt werden, um eine ungestörte Bewegung der Träger des Lebens im Körper zu ermöglichen. Daneben spielen natürlich in der altchinesischen Medizin die Massage, die Heilgymnastik und natürlich die Pulsdiagnostik eine ganz bedeutsame Rolle.

Und immer wieder kamen wir darauf zu sprechen, dass viele, inzwischen in Europa schon lange eingeführte Heilmittel aus diesem altchinesischen Arzneimittelreservoir stammen. So zum Beispiel der Rhabarber, Granatwurzeln gegen Darmwürmer und Opium zur Schmerzlinderung.

In diesem Zusammenhang konnte ich eine Lanze für die Akupunktur brechen, weil ich in meiner französischen Gefangenschaft von – aus Indochina heimkehrenden – französischen Militärärzten diese Methode kennen gelernt und zum Teil – infolge des Mangels an fast allen wichtigen Arzneimitteln – auch erfolgreich angewendet hatte.

Auch eine andere, später vor allem in Japan angewandte Heilmittelmethode, die Moxa – das heißt die Brennkegel aus einer Art Artemesiapflanze –

spielten eine ähnliche Rolle wie die Akupunktur bei der Beseitigung von den sich in den so genannten „Meridianen" bildenden Verstopfungen.

Auch wenn ich leider als Medizinhistoriker keine ärztliche Praxis mehr betreibe: Die Faszination der Heilkunde als eine das Leben zum Teil beherrschende, aber nicht voll wissenschaftliche Kraft ist geblieben. Und ich habe mehrfach während meiner Mitwirkung bei den Sendungen auf eine Erkenntnis des Philosophen SCHOPENHAUER aufmerksam machen können:

„Neun Zehntel unseres Glückes beruhen allein auf Gesundheit."

Es wundert uns in diesem Zusammenhang keineswegs, wenn im frühen Christentum und im Mittelalter Ärzte oft strenge Anweisungen erhielten, ihre Tätigkeit erst nach Beichte, Absolution und Sakramentsempfang ihrer Patienten aufzunehmen, da ohne geistliche Heiligung ärztliche Heilung undenkbar oder wenigstens erschwert erschien.

Heute bringt man diesen alten Anschauungen im Zuge der Renaissance der Psychosomatik wieder sehr viel mehr Verständnis entgegen. Aber während im frühen Christentum oft der Priester ärztliche Funktionen mit übernahm, scheint es heute der Arzt zu sein, der priesterliche Aufgaben – etwa die der Beichte im Sinne eines Reinigungsprozesses, einer Katharsis – mit zu vertreten hat.

Der Mensch kann sich offensichtlich schwer gleichzeitig in der Rolle des Patienten und des ihn behandelnden Heilers sehen, er braucht ein „Gegenüber". Sei es nun der ausgebildete Arzt, der auf eigene Erfahrungen fußende Heilbehandler verschiedener Provenienz oder die Gruppe der von ähnlichen Erscheinungen geplagten Mitpatienten.

Ich habe aus den vielfältigen Diskussionsrunden während der „Fliege-Sendungen" zur sanften Medizin gelernt, dass die alte hippokratische Auffassung, dass es keine für sich allein existierende Krankheiten gibt, sondern nur kranke Menschen und dass Krankheit kein Zustand, sondern ein Vorgang sei, viel für sich hat. Und dass der Arzt nichts anderes als ein „minister naturae", ein für die Gesundheitsvorgänge Mitverantwortlicher ist, der in

Prophylaxe und Therapie dafür Sorge tragen muss, dass die Gesundungstendenz der ihm Anvertrauten und sich ihm Anvertrauenden erhalten und gestärkt wird. Insofern ist ein Großteil seiner ärztlichen Bemühungen in das Vorfeld der Heilkunde auf das Gebiet der Prophylaxe und der Gesundheitsberatung verlegt worden.

Freilich, die eigentlichen Schlachten finden immer noch in der „Zone der Krankheiten" statt, und der Arzt ist wie vor Tausenden von Jahren leider häufig immer noch der Verlierer. Doch das Prinzip Hoffnung beflügelt auch ihn, die Bastion „Gesundheit" stärker auszubauen und diese Festung so lange wie möglich erfolgreich mit zu verteidigen.

Kürzlich las ich in einem Artikel die Vermutung eines jüngeren, modern denkenden Arztes, dass die Lebensdauer des Menschen durchaus bis 120 Jahre ausgedehnt werden könnte.

Das erinnert mich an eine Antwort des berühmten jüdisch-arabischen Arztphilosophen Maimonides Ibn, der 1204 in Ägypten starb. Auf die Frage seiner Studenten, wie lange denn Gott die Lebensdauer des Menschen vorgesehen habe, schickte er seine Schüler erst einmal nach Hause. Er wollte ihnen bedeuten, dass eine so schwere Frage längeres Studium und Nachdenken erfordere. Als er sie nach einiger Zeit wieder zu sich rief, teilte er ihnen mit, dass – nach ausführlicher Konsultation der religiösen, philosophischen und medizinischen Quellen, er, – Maimonides – zu der Auffassung gekommen sei, dass der Mensch generell ein Lebensalter von 120 Jahren erwarten könnte. Doch durch eigene Einschränkung der ihm gegebenen Möglichkeiten erreiche er dieses hohe Lebensalter nur ganz selten, meist aber gar nicht. Es käme also alles darauf an, die „diaita", die Lebensführung im weitesten Sinne auszunutzen, um diese Altersgrenze zu erreichen.

Wir haben also hier zwei gleichartige Aussagen vor uns – die eine von einem jüdisch-arabischen Arztphilosophen Ende des 12. Jahrhunderts, die zweite von einem jungen „Schulmediziner" aus dem Jahre 2001.

Es ist übrigens bezeichnend, dass in unserer Zeit, wo in der medizinischen Terminologie die neue „Lingua franca", das Englische, immer weiter vordringt, ausgerechnet zwei altgriechische Ausdrücke in unsere Heilkunde eingedrungen sind. Die „Ganzheitsmedizin" wird in Amerika als „holistic medicine", abgeleitet vom griechischen „holos" (= ganz, vollständig) verstanden. Den neuen Begriff „Apoptose" verwendet man für eine erst kürzlich entdeckte Selbsttötung von bestimmten Zellen, die in Griechenland das herbstliche Abfallen der Blätter bezeichnete, während Baum und Strauch weiterhin lebendig bleiben. Es wird scharf von der „Nekrose" getrennt, mit der das endgültige Absterben als irreversibler Zelltod verstanden wird.

Diese „Apoptose" weist nun wieder auf Tendenzen zur Selbstheilung des Organismus, der früher vermuteten „Lebenskraft" hin. Auf sie sollten wir unser Augenmerk richten, wenn wir in Gesundheit ein hohes Alter erreichen wollen.

Service-Teil

Adressen zu Gesellschaften, Kliniken, Ärzten und Heilern sowie wichtige Literaturhinweise auf den nächsten Seiten

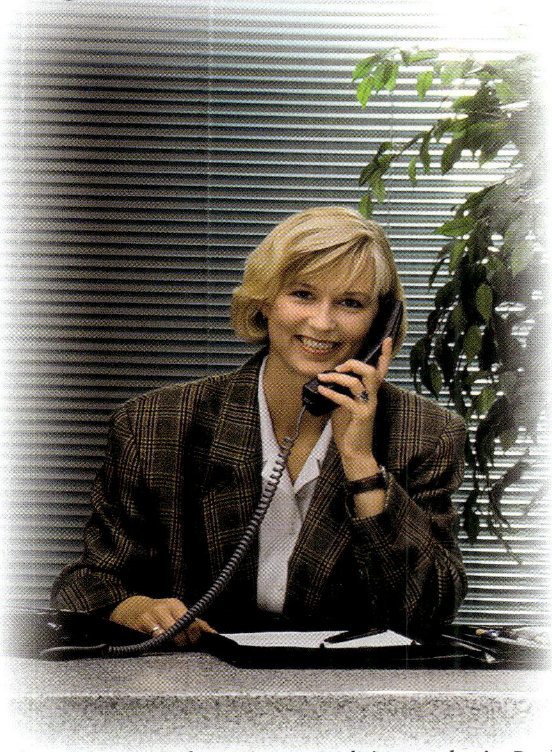

Suchen Sie weitere Adressen, Informationen, Buchtipps zu den im Buch genannten sanften Therapien: In der Zeitschrift BIO – GESUNDHEIT FÜR KÖRPER, GEIST UND SEELE aus dem BIO Ritter Verlag finden Sie regelmäßig interessante Berichte. Oder Sie wenden sich unverbindlich und kostenfrei an den BIO-Leserservice. Gerne wird man Ihnen dort weiterhelfen und Sie beraten.
Unsere Anschrift: BIO Ritter GmbH, Verlag und Versand, Monatshauser Str. 8, 82327 Tutzing, Tel. 08158-8021, E-Mail: bioritter@aol.com

Service-Teil

Adressen zu Gesellschaften, Kliniken, Ärzten und Heilern sowie wichtige Literaturhinweise

1. Ayurveda

• ***Deutsche Gesellschaft für Ayurveda***
Wildbachstr. 201
56841 Traben-Trarbach
Tel. 06541/5817
Fax. 06541/811982
www. ayurveda.de

• ***Europäischer Ayurveda Verband***
Hofstr. 53
CH – 8032 Zürich
Tel. 0041-1-2607070
www.ayurveda-forum.de

• ***Ayurveda Health Care Resorts***
Ayurveda-Kur in Sri Lanka
c/o Norbert W. Fischer
Christophstr. 5
70178 Stuttgart
Tel.0711/2348144
Fax. 07112348145
www.greystones-villa.de

• ***Mahindra-Institut***
Gemeinnützige Gesellschaft für ganzheitliche Gesundheit und Bildung
Fortshausstr. 6
63633 Birstein
Tel. 060549131-0
Fax. 06054/9131-36
www.mahindra-institut.de

• ***Institut für Gesundheits-pädagogik und Förderverein für Yoga und Ayurveda***
Weidenerstr. 3
81737 München
Tel. 089/6371012

• ***Neue Wicker Kliniken, Ayurveda-Klinik***
Ludwigstr. 41
61231 Bad Nauheim
Tel. 06032/999-0
Fax. 06032/999-550
www.wicker-kliniken/
neuewickerklinik.de

• ***Ayurveda-Institut Cura-Centrum***
Huebstr. 29/31
CH – 9100 Herisau
Tel. 0041/71/3501660
Fax. 0041/79/4579687
www.ayurveda-seva.ch

Wichtige Literatur zum Thema

• Hans H. Rhyner
Gesund leben, sanft heilen mit Ayurveda
Neuhausen Verlag 2000
ISBN 3-908646-89-8

• Dr. Karin Pirc
Ayurveda-Kursbuch für Mutter und Kind
Heyne Verlag 1998
ISBN 3-453-13261-0

• Kerstin Rosenberg
Ayurveda kurz & praktisch
Bauer Verlag 1997
ISBN 3-7626-1111-4

• Dr. med. Ernst Schrott
Die heilenden Klänge des Ayurveda
Haug Verlag 2001
ISBN 3-8304-2055-2

• Vasant Lad
Das Ayurveda Heilbuch
Windpferd Verlag 1999
ISBN 3-893585-003-1

• Dr. David Frawley
Das große Handbuch des Yoga und Ayurveda
Windpferd Verlag 2001
ISBN 3-89385-363-4

• Maya Tiwari
Das große Ayurveda-Handbuch
Windpferd Verlag 2001
ISBN 3-89385-370-7

• Dr. Dennis Thompson
Das Ayurveda Ernährungs-programm für mehr Lebens-energie
Windpferd Verlag 2001
ISBN 3-89385-364-2

• Deepak Chopra
Die heilende Kraft
Luebbe Verlag 2001
ISBN 3-404-70187-9

• Deepak Chopra
Ayurveda
Econ Verlag 1998
ISBN 3-612-26526-1

2. Kräuterheilkunde

• ***Kneipp-Bund e.V.***
Adolf-Scholz-Allee 6
86825 Bad Wörishofen
Tel. 08247/30020
www.kneippbund.de

- ***Kneipp Ärztebund e.V.***
Hahnefeldstr. 21
86825 Bad Wörishofen
Tel. 08247/90109-110

- ***Kräuterspaziergänge mit Eva Aschenbrenner***
Kochel am See
Anmelden bei : Tourist Info,
Kalmbachstr 11
82431 Kochel am See
Tel. 08851/338
Fax. 08851/5588
www.kochel.de

- ***Dr. med. Leonhard Hochenegg***
Eugenstr. 1
A – 6060 Hall in Tirol
Tel. 0043-52 23 53 306

Wichtige Literatur zum Thema

- Eva Aschenbrenner
Der Wildkräutergang - mit Eva Aschenbrenner durch's Jahr
SMV Verlag 2000
ISBN: 3-927290-45-9

- Bücher und der 6er-Tee von Eva Aschenbrenner
können bezogen werden über:
SMV – Medizinischer Verlag
Zellsee 8
82405 Wessobrunn
Tel.08809/163051
Fax. 08809/163052

- Maria Treben
Gesundheit aus der Apotheke Gottes
Ennsthaler Verlag 2001
ISBN 3-85068-090-8

- Maria Treben
Maria Trebens Heilerfolge
Ennsthaler Verlag 1999
ISBN 3-85068-082-7

- Barbara Rütting
Bleiben wir schön gesund
Herbig Verlag 2001
ISBN 3-7766-22105

- Hermann-Josef Weidinger
Kräuter für die Seele
NP Buchverlag 2000
ISBN 3-85326-976-1

- Hermann-Josef Weidinger
Grüne Oase ums Haus
NP Buchverlag 1995
ISBN 3-85326-024-1

- Sebastian Kneipp
Kräuter- und Naturgarten
Kosmos Verlag 2001
ISBN 3-440-08513-9

- Christa Weinrich
Geheimnisse aus dem Klostergarten
Kosmos Verlag 1998
ISBN 3-440-07457-9

- Dr. Wolfgang Hensel
Heilkraft aus dem Garten
Kosmos Verlag 1998
ISBN 3-440-07457-9

- Gabriele Bickel
Mein Kräuterhexenwissen
Kosmos Verlag 1997
ISBN 3-440-07277-0

- Peter Pukownik
Die große Hausapotheke Gottes
Ludwig Verlag 1998
ISBN 3-7787-3692-2

- Thönnes/Schlömer/Kerschgens
Gesundheit aus dem Klostergarten
Trias Verlag 1999
ISBN 3-89373-531-3

- Sue Hawkey
Pflanzenheilkunde
Urania Verlag 2000
ISBN 3-908652-08-1

3. Homöopathie

- ***Bundesverband Patienten für Homöopathie e.V.***
Langestr. 47
37181 Hardegsen
Tel. 05505/1070

- ***August-Weihe-Institut für homöopathische Medizin***
Benekestr. 11
32756 Detmold
Tel. 05231/34151

- ***Deutsche Gesellschaft zur Förderung naturgesetzlichen Heilens e.V.***
Felix-Fechenbach-Str. 39
32756 Detmold
Tel. 05231/680000

- ***Deutscher Zentralverein Homöopathischer Ärzte e.V.***
Breite Straße 55 a
53111 Bonn
Tel. 0228/2425330
www.homoeopathy.de

- ***Deutsche Gesellschaft für Klassische Homöopathie***
Edelweißstr. 11
81541 München
Tel. 089/62001305

- ***Homöopathie Forum e.V.***
Grubmühlerfeldstr. 14a
82131 Gauting
Tel. 089/8934140
www.homoepathie-forum.de

- ***Hömöopathisches Informations-Centrum***
(HOMIC)
www.homic.de

- ***Hahnemann Institut***
Krottenkopfstr. 2
86926 Greifenberg
Tel. 08192/93060

Wichtige Literatur zum Thema

• Prof. Dr. med. Walter Köster
Spiegelungen zwischen Körper und Seele
Haug Verlag 2001
ISBN 3-8304-2051-x

• Dr. med. Norbert Enders
Homöopathische Hausapotheke
Haug Verlag 2000
ISBN 3-8304-2038-2

• Josef Rau
Klassische Homöopathie
Jopp Verlag 2000
ISBN 3-89698-129-3

• Dr. med. Uwe Friedrich
Homöopathie als Alternative
Haug Verlag 1998
ISBN 3-7760-1721-x

4. Heilfasten

• ***Ärztegesellschaft Heilfasten** & **Ernährung / (Buchinger Klinik)***
Wilhelm-Beckstr. 27
88662 Überlingen
Tel. 07551/8070

• ***Heil-Kunde-Zentrum Johanniskirchen***
Margit und Rüdiger Dahlke
Schornbach 22
84381 Johanniskirchen
Tel. 08564/819
www.dahlke.at

• ***Fastenseminare***
Cornelia Heinemann
Kappellenstraße 15
78628 Rottweil-Neufra
Tel. 0741/1757364
Fax. 0741/1757365

Wichtige Literatur zum Thema

• Dr. med. M.O. Bruker/
Ilse Gutjahr
Fasten – aber richtig
emu Verlag 2001
ISBN 3-89189-061-3

• Rüdiger Dahlke
Säulen der Gesundheit
Hugendubel Verlag 2000
ISBN 3-7205-2116-8

• Rüdiger Dahlke
Bewusst Fasten – ein Wegweiser zu neuen Erfahrungen
NeuhausenVerlag 1996
ISBN 3-908644-68-2

• Rüdiger Dahlke
Wege der Reinigung
Hugendubel Verlag1999
ISBN 3-89631-200-6

• Margit und Rüdiger Dahlke
Frauen-Heil-Kunde
Bertelsmann Verlag 1999
ISBN 3-570-00288-8

• Hellmut Lützner
Wie neugeboren durch Fasten
Gräfe und Unzer 2000
ISBN 3-7742-1462-x

• Margit Winkler
Die neue F.-X.-Mayr-Kur
Gräfe und Unzer 1999
ISBN 3-7742-3037-4

• Maria Buchinger
Heilfasten – die Buchinger-Methode
DTV Verlag 2001
ISBN 3-423-36504-8

• Andreas Buchinger
Original Buchinger Heilfasten
Haug Verlag 2000
ISBN 3-8304-2019-6

5. Hildegard Medizin

• ***Hildegard Zentrum Bodensee***
Strandweg 1
78476 Allensbach
Tel. 07533/7433
Fax. 07533/7479
www.praxis@hildegardmed.de

• ***Hildegard-Sprechstunde***
www.hildegardmed.de

Wichtige Literatur zum Thema

•Gerold Knobloch
Die Heilmittel der Hl. Hildegard von Bingen
Verlag freya 1999/2000
ISBN 3-901279-84-9

• Dr. Wighard Strehlow
Heilen mit der Kraft der Seele
Baur Verlag 2001
ISBN 3-7626-0468-1

• Dr. Wighard Strehlow
Hildegard-Heilkunde von A-Z
Knaur MensSana 2000
ISBN 3-426-87081-9

• Dr. Wighard Strehlow
Hildegard-Medizin für alle Tage
Knaur MensSana2001
ISBN 3-426-87126-2

• Dr. Wighard Strehlow
Wie Hildegard-Heilkunde vorbeugt und heilt
Herder Verlag
ISBN 3-451-04803-5

• Georg Jasper
Zurück im Leben. Mein Weg aus dem Krebs
Hildegard Form 2000
ISBN 3-9806304-0-4

• Peter Pukownik
Heilige Hildegard – Heilfasten
Econ Verlag 1995
ISBN 3-612-20470-x

• Peter Pukownik
Der Hildegard-Gesundheitsgarten
Ludwig Verlag 1997
ISBN 3-7787-3581-0

• Karl-Heinz Reger
Hildegard-Medizin
Goldmann Verlag 1998
ISBN 3-442-10932-9

• Gottfried Hertzka
Handbuch der Hildegard-Medizin
Bauer Verlag 1998
ISBN 3-7626-0314-6

• Gottfried Hertzka
Das Wunder der Hildegard-Medizin
Christiana Verlag 1997
ISBN 3-7171-0741-0

6. Traditionelle Chinesische Medizin

• ***DECA - Gesellschaft zur Dokumentation der Erfahrungsmaterialien der Chinesischen Arzneitherapie***
Bahnhofstr. 58
83513 Reitmehring
Tel. 08071-50777

• ***Internationale Gesellschaft für chinesische Medizin e.V.***
Franz-Josef Str. 38
80801 München
Tel. 089/335674

• ***Zentrum für Biologische Heilverfahren und Chinesische Medizin***
Klinik am Steigerwald
97447 Gerolzhofen
Tel. 09382/9490

• ***Deutsches Forschungsinstitut für Chinesische Medizin e.V.***
Silberbachstr. 10
79100 Freiburg i.Br.
Tel. 0761/77234

• ***TCM-Klinik Kötzting***
Ludwigstr. 2
93444 Kötzting
Tel. 09941/6090

• ***Institut für Manualtherapie und TCM/ Staatsbad Oeynhausen***
Badehaus 1
32545 Bad Oeynhausen
Tel. 05731/131455

• ***Deutsche Gesellschaft für Akupunktur e.V.***
Würmtalstr. 54
81375 München
Tel. 089/71005-24
www.daegfa.de

• ***Deutsche Ärztegesellschaft für Akupunktur e.V.***
Würmtalstr. 54
81375 München
Tel. 089/71005-50

Wichtige Literatur zum Thema

• Carsten Kleemann
Chinesische Heilkunst von Akupunktur bis Tui Na
Urania Verlag 1999
ISBN 3-332-01012-3

• Penelope Ody
Praktische Chinesische Medizin
Neuhausen Verlag 2001
ISBN 3-908653-24-x

• Joachim Stuhlmacher
Das große Handbuch der chinesischen Naturheilkunde
Windpferd Verlag 1998
ISBN 3-89385-233-6

• Christine Steinbrecht-Baade
Traditionelle Chinesische Medizin
Moewig Verlag 1998
ISBN 3-8118-1651-9

• Paul Wildish
Das große Buch des Ch'i
Urania Verlag 2001
ISBN 3-908653-16-9

• Udayana Gendo
Praxishandbuch Chinesische Medizin
Urban & Fischer Verlag 2000
ISBN 3-437-55960-5

7. Anthroposophische Medizin

• ***Gesellschaft Anthroposophischer Ärzte in Deutschland***
Roggenstr. 82
70794 Filderstadt
Tel. 0711/7799711

• ***Verein für Anthroposophisches Heilwesen e.V.***
Johannes-Keppler-Str. 56
75378 Bad Liebenzell
Tel. 07052/93010
www.heilwesen.de

• ***Gemeinnütziges Gemeinschaftskrankenhaus Herdecke***
Gerhard-Kienle-Weg 4
58313 Herdecke
Tel. 02330/620

• ***Filderklinik***
Haberschlaiheide 7
70794 Filderstadt
Tel. 0711/77030

• ***Gemeinschaftskrankenhaus Havelhöhe***
Kladowerstr. 221
14089 Berlin
Tel. 030/365010

• ***Ita Wegman-Klinik***
Pfefflingerweg 1
CH – 4144 Arlesheim
Tel. 0041-61-7057111

• ***Klinik Öschelbronn***
Am Eichhof
75223 Niefern-Öschelbronn
Tel. 07233/680

Wichtige Literatur zum Thema

• Broschüren/Merkblätter zum Thema
„Anthroposophisches Heilen" bei:
Verein für Anthroposophisches Heilwesen e.V.
Tel. 07052/9301-10
Fax. 07052/93010

• Glöckler/Schürholz/Walker
Anthroposophische Medizin
Freies Geistesleben 1999
ISBN 3-7725-1183-x

• Volker Fintelmann
Intuitive Medizin
Hippokrates Verlag 2000
ISBN 3-7773-1468-4

• Walter Bühler
Der Leib als Instrument der Seele in Gesundheit und Krankheit
Freies Geistesleben 1993
ISBN 37725-0161-3

• Otto Wolff
Anthroposophisch orientierte Medizin und ihre Heilmittel
Freies Geistesleben 1996
ISBN 3-7725-0682-8

• Ada van der Star
Schöpferisch Pflegen
Urachhaus Verlag 2001
ISBN 3-8251-7198-1

8. Tibetische Medizin

• ***Kailash-Institut für traditionelle tibetische Heilkunst***
Wallstraße 8
79098 Freiburg i.Br.
0761/2909551

• ***DANA e.V.***
Gesellschaft zur Erhaltung tibetischer Kultur und Medizin
Leopoldstraße 194
80803 München
Tel. 089/36105000

• ***Gesellschaft zur Förderung der tibetischen Medizin***
Thurngasse 8/16
A-1090 Wien
Tel. 0043/1/3194378-19
Fax. 0043/1/3164378-20
www.tibetischemedizin.org

• ***Padma AG***
Tibetische Heilmittel
Wiesenstr. 5
CH – 8603 Schwerzenbach
Tel. 0041-1-8870000
www.padma.ch

• ***Niederländische Stiftung für Tibetische Medizin (NSTG)***
Prinsengracht 200
NL – 1016 Amsterdam
Tel. 0031-20-6254138

Wichtige Literatur zum Thema

• Gerti Samel
Tibetische Medizin
Mosaik Verlag 1998
ISBN 3-576-11202-2

• Franz Reichle
Das Wissen vom Heilen
Haupt Verlag 1998
ISBN 3-258-05825-3

• Tenzin Choedrak
Der Palast des Regenbogens,
Der Leibarzt des Dalai Lama erinnert sich
Insel Verlag 1999
ISBN 3-458-16972-5

• Video Franz Reichle
Das Wissen vom Heilen
Zu beziehen über:
Naturheilverein Zell u. A. e.V.
73119 Zell u.A.

• Ronald P. Schweppe
Praxisbuch Tibetische Medizin
Ludwig Verlag 1998
ISBN 3-7787-3684-1

• Claus Krämer
Traditionelle Tibetische Medizin
Weltbild Verlag 2000
ISBN 3-310-00593-3

• Tendhon Amipa-Desam
Klassische Tibetische Medizin
Ehrenwirth Verlag 2000
ISBN 3-431-04007-1

• Gabriele Feyerer
Padma 28 und andere tibetische Kräutermittel
Windpferd Verlag 2001
ISBN 3-89385-362-6

9. Schamanische Medizin

• ***Institut für Ethnomedizin (ETHNOMED)***
Melusinenstr. 2
81671 München
Tel./Fax. 089/40908129
www.Institut-ethnomed.de

• ***Don Pedro Hellmann***
Felsenbergstr. 7
CH – 9400 Rorschach
Tel. 004171/8557359

• ***Papa Elie***
PR-Adresse: Ursula Trakies/
Gisela Schmitt
Schafalm 1
66969 Lemberg/Pfalz
Tel. 06331/209059
Handy 0171/4428652

Wichtige Literatur zum Thema

• Tagungsband der Weltkonferenz Schamanismus 2000
Wanderer zwischen den Welten – Schamanismus im neuen Jahrtausend
Erhältlich über ETHNOMED
Melusinenstr. 2
81671 München

• Wolf-Dieter Storl
Pflanzen der Kelten
AT Verlag 2000
ISBN 3-85502-705-6

• Prof. Dr. Klaus. E. Müller
Schamanismus
Beck Verlag 1997
ISBN 3-406-41872-4

• Kenneth Meadows
Das Buch des Schamanismus
Heyne Verlag 1999
ISBN 3-453-15509-2

• David Crow
Auf der Suche nach dem Medizin-Buddha
Goldmann Verlag 2001
ISBN 3-442-14206-7

• Eliot Cowan
Pflanzengeist-Medizin
Droemer Verlag 1994
ISBN 3-426-76069-x

• Lynn Andrews
Die Medizinfrau
Econ Verlag 2001
ISBN 3-548-74020-0

10. Antlitzdiagnostik

• ***Hans-Dieter Bach***
Ritterstr. 30
48291 Telgte
Tel. 02504/4807

• ***HP Hans Höting***
Twiedelftsweg 13
28297 Bremen
Tel. 0421/825677

• ***HP Walter Schwarz***
Exerzierplatz 30
24103 Kiel
Tel. 0431/91584

• ***Peter Emmrich***
Redtenbacher Str. 62
75177 Pforzheim
Tel. 07231/53250

Wichtige Literatur zum Thema

• Hans-Dieter Bach
Sprechende Gesichter
BIO Ritter Verlag 2000
ISBN 3-920788-36-2

• Hans-Dieter Bach
Äußere Anzeichen innerer Krankheit
BIO Ritter Verlag 2000
ISBN 3-920788-32-x

• Hans-Dieter Bach
Krankheit und Zunge
BIO Ritter Verlag 2001
ISBN 3-920788-34-6

• Walter Schwarz
In den Augen lesen
Ariston Verlag 1998
ISBN 3-7205-2029-3

• Peter Emmrich
Antlitzdiagnostik
Jungjohann Verlag 2001
ISBN 3-932347-11-0

• Manfred Müller
Das Gesicht als Spiegel der Gesundheit
Ehrenwirth Verlag 2000
ISBN 3-431-04020-9

• Simon Brown
Was ein Gesicht verrät
Mosaik Verlag 2000
ISBN 3-576-11447-5

• Wilma Castrian
Lehrbuch der Psycho-Physiognomik, Antlitzdiagnostik für die Praxis
Haug Verlag 2001
ISBN 3-8304-7071-1

• Karl-Heinz Raab
Dein Gesicht, der Spiegel der Gesundheit
Ehrenwirth Verlag 2000
ISBN 3-431-04020-9

11. Wenn Gebete heilen

• ***Pfarrer Lothar Kuschnik***
c/o Diakonisches Werk
Schützenstr. 10
59872 Meschede
Tel. 0291/29000

• ***Pfarrer Hans-Ruedi Felix***
c/o Offene Kirche Elisabethen
Elisabethenstr. 10
CH – 4051 Basel (Schweiz)
Tel. 0041-61-2720343

• ***Beatrice Anderegg (Gebetsheilerin)***
Thiersteinerain 67
CH – 4059 Basel
Tel. 0041-61-3317355

• ***Dr. med. Mohani Heitel***
Ärztin und Mantra-Sängerin
Mühlgasse 22
60486 Frankfurt/M
Tel. 069/703276

• ***Dachverband Geistiges Heilen***
Dr. Harald Wiesendanger
Zollerwaldstr. 28
69436 Schönbrunn
Tel. 06271/72233

• ***Institut für Therapeutic Touch***
Sabine Dietrich
Herchenbachstr. 11
51491 Overath
Tel. 02206/3944

• ***Organisation National Federation of Spiritual Healers***
Old Manor Farm Studio,
Church Street Sunbury-on-Thames
GB-Middlessex TW16 6Rg
Tel. 0044-1932-783164

Wichtige Literatur zum Thema

• Lothar Kuschnik
Lebensmut in schwerer Krankheit
Kösel Verlag 1999
ISBN 3-466-36533-3

• Berthold A. Mülleneisen
Heilgebete
Herbig Verlag 2000
ISBN 3-7766-2195-8

• Peter K. Köhler
Heilgebete
Sankt Ulrich Verlag 1999
ISBN 3-929246-39-2

• Pierre Stutz
Alltagsrituale
Kösel Verlag 1999
ISBN 3-466-36494-9

• Francis MacNutt
Die Kraft zu heilen
Topos Verlag 2000
ISBN 3-7867-8333-0

• Eknath Easwaran
Mantram
Bauer Verlag 1995
ISBN 3-76260629-3

• Eusebius Erlenspiehl
Heilende Gebete
Ludwig Verlag 2001
ISBN 3-7787-3919-0

• Larry Dossey
Heilende Worte
Martin Vertriebsservice 1995
ISBN 3-921786-98-3

• Sebastian Painadath
Das Sonnen-Gebet
Kösel Verlag 2000
ISBN 3-466-36553-8

Übergreifende Organisationen

• ***Dokumentation für Naturheilverfahren***
Wirchow Str. 50
45147 Essen
Tel. 0201-745551

• ***Deutsche Gesellschaft für Alternative Medizin***
Drostestr. 14
30161 Hannover
Tel. 0511/390497

• ***Deutscher Naturheilbund e.V.***
Kreuzbergstr. 45
74564 Crailsheim
Tel. 07951/5504

• ***Fördergemeinschaft für Erfahrungsheilkunde, Natur und Medizin e.V.***
Am Michaelshof 6
53175 Bonn
Tel. 0228/352503

• ***Zentrale Kontakt- und Informationsstelle aller Selbsthilfegruppen in Deutschland - NAKOS***
Albrecht-Achillesstr. 65
10709 Berlin
Tel. 030/8914019
www.nakos.de

• ***Freie Heilpraktiker e.V.***
Sternwartstr. 42
40223 Düsseldorf
Tel. 0211/9017290

• ***Zentralverband der Ärzte für Naturheilverfahren e.V.***
Alfredstr. 21
72250 Freudenstadt
Tel. 07441/918580

• ***Gesellschaft für Biologische Krebsabwehr e.V.***
Hauptstr. 44
69117 Heidelberg
Tel. 06221/138020
www.biokrebs.de

• ***Krebsinformationsdienst KID***
Hotline: 06221/410121
www.krebsinformation.de

• ***Deutsche Krebshilfe e.V.***
Thomas-Mann-Str. 40
53111 Bonn
Tel. 0228/729900
www.krebshilfe.de

• ***Internationale Gesellschaft für ganzheitliche Zahnmedizin e.V.***
Seckenheimer Hauptstr. 111
68239 Mannheim
Tel. 06221/476400

• ***Zentrum für Individual- und Sozialtherapie e.V. (ZIST)***
Zist 3
82377 Penzberg
Tel. 08856/5192
www.zist.de

Bildquellen-Verzeichnis zu den Aufmacher-Bildern der einzelnen Kapitel

Ayurveda: jump, Hamburg (S. 14); Kräuterheilkunde: Verein „Freunde der Heilkunde", A-Karlstein (S. 30); Homöopathie: Bildagentur Mauritius, Mittenwald (S. 48); Heilfasten: MEV Verlag, Augsburg (S. 64); Hildegard-Medizin: Otto-Müller Verlag, Salzburg (S. 80); TCM: MEV Verlag, Augsburg (S. 92); Anthroposophische Medizin: Madaus-AG, Düsseldorf/Deutsche Seniorenliga e.V., Bonn (S. 104); Tibetische Medizin: Lotus-Travel, München (S. 118); Schamanische Medizin: Christine Gottschalk-Batschkus, Institut für Ethnomedizin, München / Heilrun Schröder, München (S. 130); Antlitz-diagnostik: MEV, Augsburg (S. 140); Wenn Gebete heilen: BIO-Archiv, Tutzing (S. 156)

Ingrid Schlieske

Japanisches Heilströmen

Altes Volkswissen zur Selbsthilfe

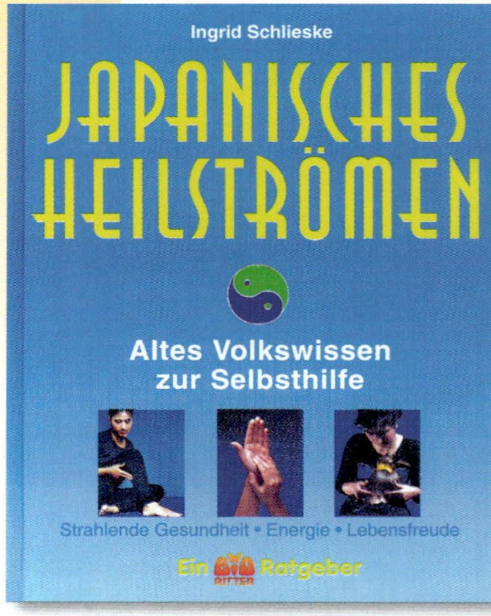

Schritt für Schritt zu mehr Vitalität und Lebensfreude – per Fingerdruck!

Ingrid Schlieske, die bekannte Seminarleiterin der „Schule für Fitness und Ernährung" empfiehlt: „Nutzen Sie Ihre Hände sinnvoll für die Heilung von Körper, Geist und Seele! Dieses Buch gibt die Anleitung, wie man zu neuer Vitalität und Gesundheit finden kann. Müdigkeit, Mutlosigkeit und Depression werden regelrecht aus dem Körper getrieben!"

Hier erfahren Sie, wie Sie auf ganz einfache Weise sich selbst, der Familie und allen, die Ihnen nahe stehen, bei Schmerzen und Beschwerden helfen können.

Das Geheimnis dieser wiederentdeckten Methode – aus altem Volkswissen überliefert – sitzt in den Energiepunkten unseres Körpers. Alles, was Sie im Fall einer Befindlichkeitsstörung brauchen, sind Ihre eigenen Finger. Ganz gleich ob Husten, Erkältung oder Schmerzen – schon nach wenigen Tagen Anwendung fühlen sich die Behandelten deutlich energievoller. Die Selbstheilungskräfte sind aktiviert. Man kann das Japanische Heilströmen aber auch täglich zur allgemeinen Vitalisierung nutzen.

Das Gute daran: Sie können die Technik immer und überall praktizieren: im Auto vor der roten Ampel, in der Bahn und überall, wo Sie Wartezeiten haben.

Ingrid Schlieske, die das Heilströmen seit Jahren praktiziert, bestätigt: „Ich fühle mich heute mit meinen mehr als sechzig Jahren doppelt so gut wie vor zwanzig Jahren!"

Aus dem Inhalt: • Alles über die heilsame Kraft in den Händen • Wo sich die Energiepunkte befinden und was ihre Aktivierung bewirkt • Das kleine und das große Strömprogramm • Wann man mit Heilerfolgen rechnen kann: Erfahrungsberichte zur Behandlung verschiedenster Leiden von Kopfweh und Kreislaufstörungen über Haarausfall und Heuschnupfen bis hin zu Schlaf- und Seeproblemen.

„Japanisches Heilströmen"
224 Seiten, viele Farbbilder,
Format 170 x 221 cm,
Best.-Nr. 1085, € 22,50
ISBN 3-920788-37-0

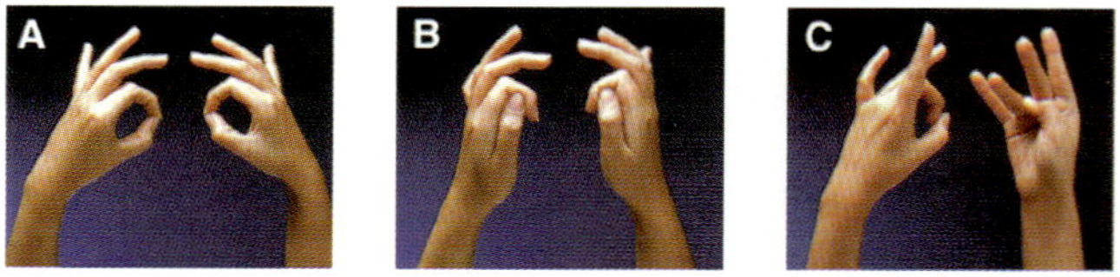

Drei magische Mudras gegen Stress (A), Energielosigkeit (B) und Bauchkrämpfe (C) – einfach drei Minuten lang leicht drücken und schon geht's besser!

BIO Ritter Ratgeber

H.-D. Bach

Sprechende Gesichter

Erkenne das Antlitz und hilf dem Körper

Ein wertvoller Ratgeber für Laien, aber auch Therapeuten - mit dem besonderen ganzheitlichen Therapiewegweiser

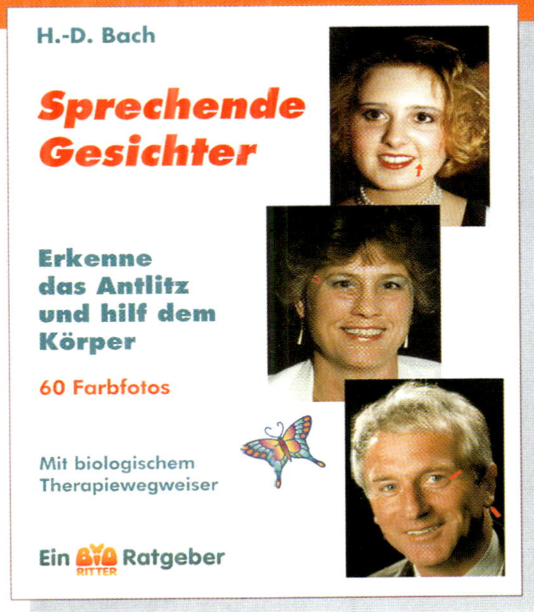

In seinem neuen Werk der Visuellen Diagnostik zeigt H.-D. Bach die wichtigsten Phänomene des Gesichts. Dieses Buch versetzt auch den Nichtfachmann in die Lage, augenblicklich jede der prinzipiellen Gesichtsfalten deuten zu können. Der Leser erkennt körperliche Schwachstellen, Erkrankungsveranlagungen oder schon bestehende Leiden. Einige Falten verraten zusätzlich die seelischen Besonderheiten des Trägers.

Daneben entschlüsselt H.-D. Bach weitere bedeutungsvolle Merkmale des Antlitzes wie z. B. verschiedene Nasenformen, Besonderheiten des Ohres, der Zunge, des Kinns, des Antlitzes insgesamt sowie die „Ausstrahlung des Menschen".

Bach hat uralte Diagnoseformen in über 25-jähriger Praxisarbeit mit Patienten beobachtet und weiterentwickelt.

Erstmalig informiert er den Leser in diesem Werk auch in leicht verständlicher Form über die Erkenntnisse der ostasiatischen Medizin mit dem ältesten kulturhistorischen Wissen der Welt. Zum Beispiel: In welcher Jahreszeit entwickelt welches Organ die größte Aktivität? Störungen und Krankheiten heilen schneller, wenn das „Jahreszeitenorgan" mitbehandelt wird.

Aus der Fülle des Inhalts einige Beispiele:
• Fehlende Nasen-Lippenfalten • Rote Punkte oder bläuliche Äderchen auf der Nasenspitze • Die gespaltene Nasenspitze • Das dicke untere Ohrläppchen • Besondere Phänomene der Lippen • Wechselnd gerötete Zungenspitze • Nach unten abfallende Mundwinkelfalten • Die untere Kinnfalte • Pergamentfalten der Wangen • Die Ausstrahlung des Menschen • Tränensäcke • Waagrechte Stirnfalten • Senkrechte Stirnfalten • und viele andere Faltenbildungen und Antlitzzeichen mehr.

Dazu der umfangreiche tabellarische Wegweiser zur „Naturheilkundlichen Therapie" - mit einer Fülle von praktischen und wertvollen Hintergrund- und Detailinformationen.

„Sprechende Gesichter"
232 Seiten, 63 farbige Bilder,
Best.-Nr. 796, € 22,50
ISBN 3-920788-36-2

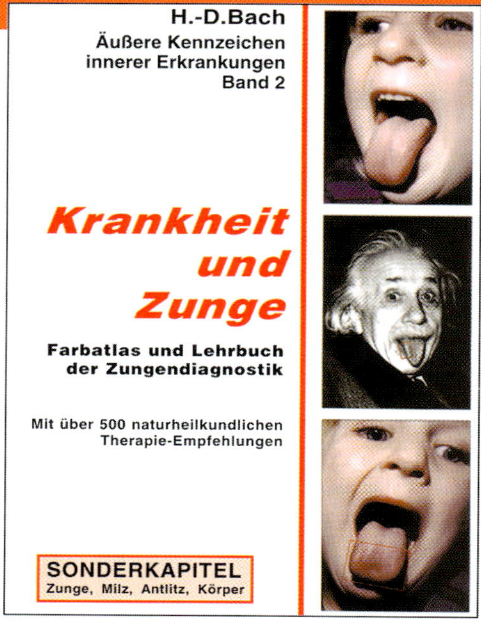

H.-D. Bach
Band II Antlitzdiagnostik

Krankheit und Zunge

Farbatlas und Lehrbuch der Zungendiagnostik. Mit über 500 naturheilkundlichen Therapie-Empfehlungen

Mit diesem Werk aus dem BIO Ritter Verlag legt der bekannte Heilpraktiker Hans-Dieter Bach den zweiten Band der Reihe „Äußere Kennzeichen innerer Erkrankungen" vor. Auch hier geht es um die wichtige Wiederbelebung einer Diagnosemethode, die zwar in der praktizierten Medizin bekannt ist, deren umfangreiche Möglichkeiten jedoch kaum genutzt oder auch nur beachtet werden.

Durch jahrelange praktische Beobachtung hat H.-D. Bach herausgefunden, dass nicht nur die berüchtigte „belegte" Zunge Signal für bedeutende körperliche Vorgänge und Veränderungen ist. Sondern dass die Zunge buchstäblich eine eigene Sprache spricht, die man verstehen lernen kann.

Diese besondere Art von Sprachkursus hat sich H.-D. Bach selbst verordnet, nachdem er in der zweiten Hälfte der 80er Jahre die Entdeckung machte, wie sich bei seinen Patienten auch die Zungenoberfläche veränderte, wenn sie körperliche und gesundheitliche Veränderungen durchmachten.

Eine der herausragenden Erkenntnisse bei der folgenden intensiven Beobachtung und Untersuchung dieses Phänomens: Die Zunge zeigt zuverlässig nicht nur organische sondern auch funktionelle Leiden an.

Schlagartig wurde H.-D. Bach die Tragweite dieser Entdeckung bewusst. **Nun war bzw. ist es möglich, ohne aufwändige technische, oft unzuverlässige Hilfsmittel krankhafte Organveränderungen und -schwächen zuverlässig zu diagnostizieren und eine gezielte Therapie zu beginnen.**

Schon aus diesem Grund - weil die medizinisch-technischen Geräte gerade bei der großen Gruppe der funktionellen Krankheiten und Störungen versagen - hat es sich H.-D. Bach zur Aufgabe gemacht, seine umfassenden, in der Praxis immer wieder bestätigten Erkenntnisse in diesem nun vorliegenden Lehrbuch und Farbatlas für Therapeuten und interessierte Laien zusammenzufassen.

Darin beschreibt er u.a. • Zunge und Mundhöhle - Indikator innerer Vorgänge des Gesamtorganismus • Die Zunge als Spiegelbild wechselnder Lebensphasen • Zungenbeläge • Größen- und Formveränderungen der Zunge • Teilveränderungen von Zunge und Papillen • Verschiedene Merkmale der Zunge • Zunge, Milz, Antlitz, Körper.

Das Buch von H.-D. Bach „Krankheit und Zunge" enthält außerdem auf 33 Seiten einen wertvollen, übersichtlich gegliederten Wegweiser für biologische Therapien, aufgeschlüsselt nach den Stichworten „Organ-Krankheit-Beschwerden" für 22 Krankheitsgruppen.

„Krankheit und Zunge"
180 Seiten, 87 farbige Bilder
Best.-Nr. 659, € 50,–
ISBN 3-920 788-34-6

H.-D. Bach
Band I Antlitzdiagnostik

Äußere Kennzeichen innerer Erkrankungen

- **Antlitzdiagnostik**
- **Visuelle Diagnostik**
- **Krebsfrühzeichen des Antlitz**
- **Biologische Therapie**
- **Der unentbehrliche Ratgeber für Heiler, Kranke und alle, die gesund wereden und bleiben möchten**

Das Äußere des menschlichen Körpers, einschließlich des Gesichts und der Gliedmaßen, ist wie ein Atlas des gesamten Organismus. Heilpraktiker Hans-Dieter Bach hat in über 25 Praxisjahren die Methode der Diagnostik äußerer Kennzeichen vertieft und weiter ausgebaut. Heute weiß er: **Auch schwere Erkrankungen wie Krebs zeichnen sich - in des Wortes wahrster Bedeutung - schon Jahre vor dem Ausbruch der Krankheit deutlich sichtbar ab.**

Diese Signalsprache unseres Organismus hat Hans-Dieter Bach anhand vieler markanter Beispiele dokumentiert. Seit vielen Jahren demonstriert der Autor in Vorträgen vor größerem Fachpublikum, dass Krebskranke schon Jahrzehnte vor Ausbruch ihres Leidens markante Antlitzveränderungen aufweisen. Diese Beobachtungen gibt er nun in der überarbeiteten 10. Auflage von „Äußere Kennzeichen innerer Erkrankungen" an die Leser weiter. Alle Fälle werden durch Farbfotos aus eigener Praxis dokumentiert.

Bach fordert, diese frühen Hinweise zu nutzen, um somit durch vorbeugende Maßnahmen - Ernährungsumstellung, Vermeidung von krankheitsfördernden Gewohnheiten u.a. - den Ausbruch einer ernsten Krankheit zu verhindern. Sinngemäß gilt diese Handlungsweise auch beim Vorliegen anderer beschriebener Antlitz- bzw. Körperzeichen, die Krankheiten offenbaren. Das Buch von Hans-Dieter Bach „Äußere Kennzeichen innerer Erkrankungen - Antlitzdiagnostik, Visuelle Diagnostik" (Krebsfrühzeichen des Antlitzes, Biologische Therapie, Schlagwortverzeichnis) ist ein einzigartiger Ratgeber, Lehrbuch und Farbatlas.

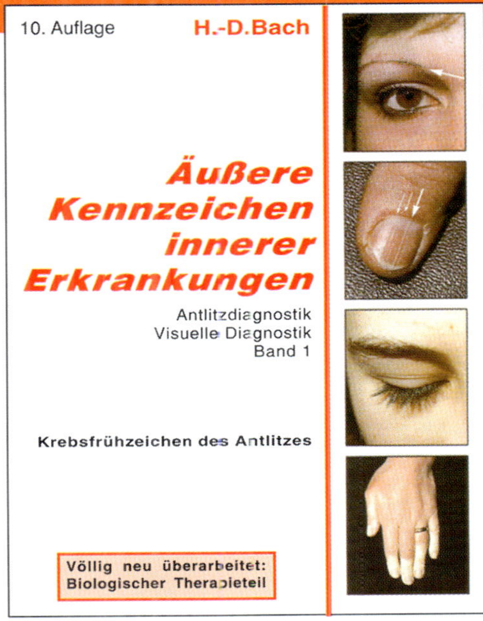

Jetzt in der 10. Auflage mit völlig überarbeitetem Therapieteil!

„Das einzig wirklich gute und umfangreiche Werk zu diesem Thema" urteilte das Heilpraxis Magazin. Eine wertvolle Hilfe, wenn es darum geht, rechtzeitig vorbeugende Maßnahmen gegen die verschiedensten gesundheitlichen Störungen zu ergreifen. Zum Beispiel durch Ernährungsumstellung, eine veränderte Lebensweise, biologische Therapien.

<u>„Äußere Kennzeichen innerer Erkrankungen"</u>
Mit dem vollständig überarbeiteten Teil „Biologische Therapie"
360 farbige Bilder, 352 Seiten,
DIN A4 – Leineneinband.
Best.-Nr. 583, € 92,–
ISBN 3-920788-32-X

Psycho Training -

Das kleine Buch vom glücklichen Leben

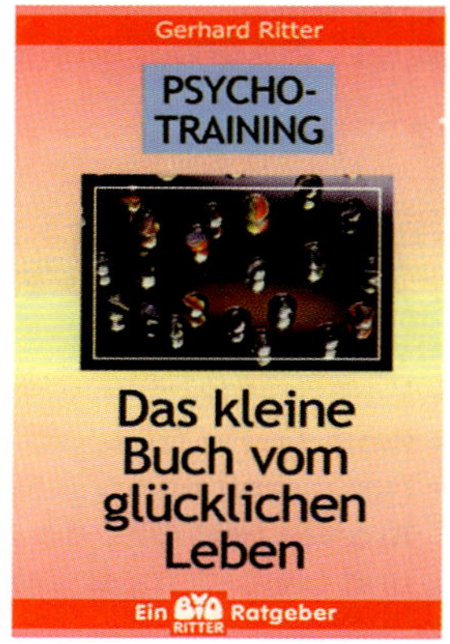

- **Ein BIO Ritter-Ratgeber, der Sie sicher durch die Stürme des Daseins geleitet**
- **Ein guter Freund, der immer da ist, wenn Sie ihn brauchen**
- **Ein zuverlässiger Helfer, der auch in verzweifelten Situationen einen Ausweg weiß**

Hier nur eine Stimme von vielen zu dieser einzigartigen Lebenshilfe im Taschenbuchformat zum erschwinglichen Preis von € 7,50:

Keine Lektüre hat mir auch nur annähernd so viel gegeben wie dieses Training. Für mich ist dieses Buch mein 'Gebetbuch'! Täglich nehme ich es zur Hand. Einige Male habe ich es auch schon verliehen. Jeder ist von der Wirkung dieser Lektüre überzeugt und möchte dieses Buch besitzen. Ich kann es auch nicht mehr aus der Hand geben, weil mir dann etwas Wichtiges fehlt ..."
Thekla Kühnst, Mönchengladbach

Immer mehr Menschen finden heute den Mut, alten Ballast abzuwerfen. PSYCHO TRAINING ist der ideale Wegweiser zur Neuorientierung. Dazu Gerhard Ritter, der Autor des Buches: „Die Zeit ist reif, um ein tragfähiges Fundament für unser Leben zu gewinnen. Aber nicht als Guru oder Schüler, als Meister oder Lehrling. Sondern auf der Basis dessen, was von den großen Weisen der Vergangenheit und Gegenwart als richtig und wichtig erkannt wurde, um unser einmaliges, kostbares Leben voll auszuschöpfen. Es so zu leben, wie es uns von der Schöpfung, der großen Urkraft eigentlich zugedacht ist. Um fliegen zu können, muss man wissen, wie das Fliegen vor sich geht. Das Rezept heißt PSYCHO TRAINING."

PSYCHO TRAINING – „Das kleine Buch vom glücklichen Leben" - immer auch ein Geschenk von bleibendem Wert - ist erschienen im BIO Ritter Verlag, 82327 Tutzing, Tel.: 08158-8021, Fax: 7142, Best.-Nr. 658 ISBN 3-920788-39-7, € 7,50

Das kleine Buch vom glücklichen Leben kann zudem für jeden, der sich intensiv mit dieser Thematik beschäftigen will, der Einstieg in den 40 Lektionen umfassenden Heimkurs PSYCHO TRAINING sein. Ein Erfolgskurs, über den ein bekannter Lebensberater wie Dr. Erwin Marcus im Norddeutschen Rundfunk urteilte: „... Im BIO Ritter Verlag ist in langjähriger Arbeit ein Kursus entstanden, der aus 40 Lektionen besteht. Er hat den Titel PSYCHO TRAINING. Es handelt sich im Grunde genommen um einen Kurs, der Grundsätze ‚Leben zu lernen' darlegt.
Er ist nicht nur für denjenigen geeignet, der jetzt ganz konkrete Schwierigkeiten hat, sondern auch für denjenigen, der sich einfach über eine Intensivierung seines Lebens unterrichten möchte. Es werden insbesondere auch Aussagen von Meistern wie Christus, Buddha, Meister Eckehart, Lao Tse, Sri Aurobinda und Krishnamurti mit verwandt."

BIO Ritter Ratgeber

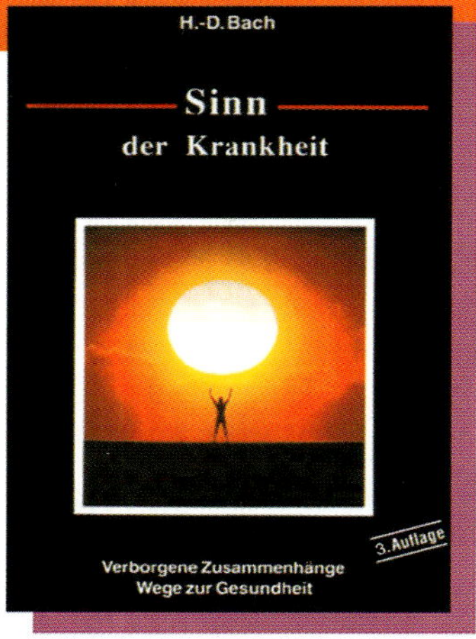

H.-D. Bach

Sinn der Krankheit

3. überarbeitete Auflage

Verborgene Zusammenhänge - Wege zur Gesundheit

Pressestimmen zu „Sinn der Krankheit“:

„H.-D. Bach ist mit diesem Buch ein ganz großer Wurf gelungen. Er legt hiermit eine Philosophie der Krankheit aus naturheilkundlicher Sicht vor. Dass bei der Vielzahl der Probleme ein durchschaubarer innerer Zusammenhang besteht, der in leicht fasslicher und flüssiger Diktion durchaus spannend vorgetragen wird, so dass man versucht ist, das Buch in einem Zuge durchzulesen, ist das Verdienst Bachs.“ *HP-Heilkunde*

„... Die plastische Formulierungsgabe kommt dem Autor bei seinem leidenschaftlichen Plädoyer zu Hilfe. Ein wichtiges, ein kämpferisches Buch, das dem modischen Zeitgeist widerspricht. Wenn das nicht notwendig ist?“

Naturheilpraxis

„Hier wird in leicht fasslicher, flüssiger Ausdrucksweise eine Metaphysik der Krankheit geboten, die zu einem ganzheitlich-kosmischen Denken führen muss. Erfrischend, wie der Verfasser kein Blatt vor den Mund nimmt. Ein mutiges und notwendiges Buch.“

Erfahrungsheilkunde

„Die Ausführungen Bachs, die sich spannender als ein Krimi lesen, zeigen auch die Grenzen der Wissenschaft.“ *Münstersche Zeitung*

Aus dem Inhalt:
• Krankheit macht rein • Edelsteine, Metalle, Strahlungen • Kritisches Nachdenken kann Leid verhüten • Heimliche Krankheitsursache • Arzt oder Heilpraktiker: Wer kann es besser? • Gelernt ist weniger als empfunden • Wert und Unwert der Irisdiagnostik • Seelenleben • Geheuchelte Gefühlszustände • Besitz und Gesundheit • Geheimnis des Schlafes • Seelisch krank, nervlich krank, psychisch krank oder verhaltensgestört? • Der Hauptgrund der körperlichen Leiden • Körper, Verstand, Seele, Geist – Wirrwarr oder falsche Begriffe? • Was weiß die Medizin wirklich von den Krankheitsursachen? • AIDS: Wird eine neue Krankheit verstanden? • Bösartige Leiden, ein Zeitbegriff? • Maskierte Krankheiten • Eine einfache Methode heilt Zivilisationskrankheiten • Krankheit der Traurigen • Alt trotz bösartiger Leiden • Winziges wird oft unterschätzt • Richtiges Verhalten verhindert Krebs • Was wir nicht freiwillig tun ... • Sind bösartige Leiden geistige Probleme?

Format DIN A5, Best.-Nr. 581, 272 Seiten, broschiert, € 15,50, ISBN 3-920788-33-8

Der Bestseller aus dem BIO Ritter Verlag von Lothar Boländer

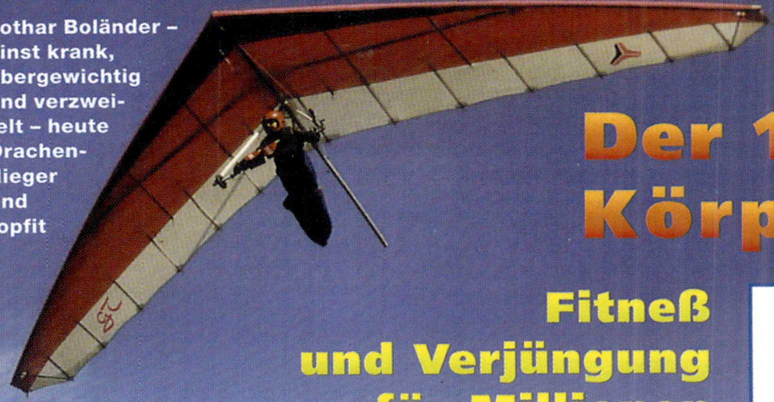

Lothar Boländer – einst krank, übergewichtig und verzweifelt – heute Drachenflieger und topfit

Der 1-Minuten Körper-Check

Fitneß und Verjüngung für Millionen

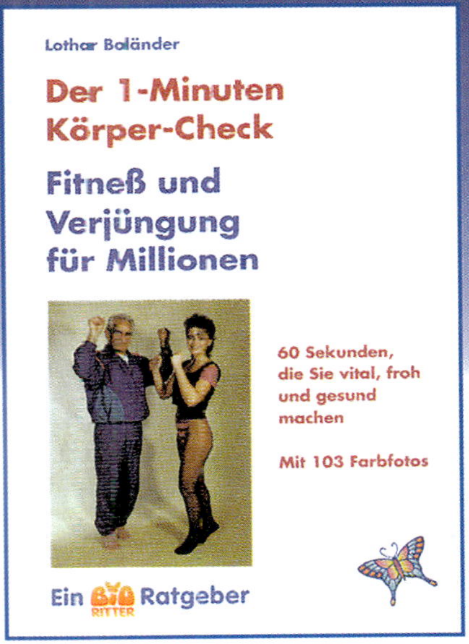

TV-Sender holten Lothar Boländer, den Autor, vor die Kameras und Deutschlands größte Boulevard-Zeitung schrieb: „Sportärzte sind begeistert vom 1-Minuten-Körper-Check, den der 65-jährige Lothar Boländer entwickelt hat. Sein Programm ist so gut, dass es jetzt als Buch erschienen ist."

Tatsächlich reichen drei- bis fünfmal 60 Sekunden täglich aus, um sich vital, froh und gesünder zu machen. Lothar Boländer, Autor des neuen BIO-Ratgebers „Der 1-Minuten-Körper-Check" weiß, wovon er spricht.

Mit 48 hoffnungslos krank, beschloss er, ein neues Leben zu beginnen und „verschrieb" sich den 1-Minuten-Körper-Check, den er selbst entwickelte. Eine „Verjüngungskur" der ganz besonderen Art. **Ein Trainingsprogramm, das ihn bald so fit machte, dass er im fortgeschrittenen Alter noch Drachenfliegen und Kajakfahren erlernte. Ja er absolvierte sogar eine Prüfung als Fluglehrer.**

Warum empfiehlt Lothar Boländer seine Fitness-Methode Millionen Menschen? **„Als ich begann, das Trainingsprogramm zu entwickeln, war ich total am Ende. Heute fühle ich mich so wohl wie nie zuvor in meinem Leben.**

Hier ist nun das praktische, gewinnbringende Handbuch für den „1-Minuten-Körper-Check". Die einfachen und doch so wirksamen Übungen werden anschaulich in Wort und Bild dargestellt.

Mit jeder Übung werden sämtliche Muskelgruppen trainiert, von den Zehen bis zur Kopfhaut. Der gesamte Bewegungsapparat kann aufatmen, denn alle Muskeln werden besser durchblutet und dadurch besser mit Sauerstoff versorgt. Eine wahre Wohltat auch für Sehnen, Bänder und Gelenke. Aber auch für Geist und Seele, wie Sie bald schon feststellen werden.

- Den 1-Minuten-Körper-Check können Sie sowohl stehend durchführen, aber auch liegend, bequem im Bett
- Fettgewebe wird damit abgebaut
- Kreislauf und Stoffwechsel werden angeregt
- Gelenkbeschwerden und Rückenprobleme verschwinden
- Schmerzen lösen sich auf

Mehr noch: Immer wieder berichten Praktiker, dass sie mit diesem neuartigen Trainingsprogramm Ängste abbauen und neues Selbstvertrauen gewinnen konnten und damit auch sehr viel mehr Erfolg in allen Lebensbereichen verzeichnen.

Das Praxis-Handbuch „Der 1-Minuten-Körper-Check – Fitness und Verjüngung für Millionen" hat 80 Seiten, 103 farbige Abbildungen, leicht verständliche Übungsanleitungen in Wort und Bild. Mit 6 Extra-Seiten für Ihre Übungsbuchführung und einem farbigen Poster zum Herausnehmen.

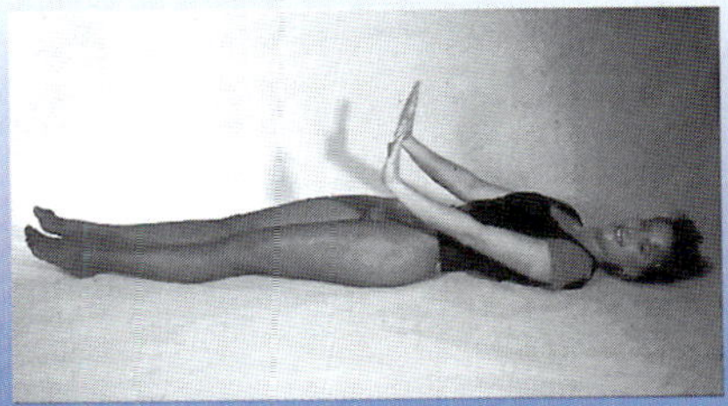

Das Buch, Best.-Nr. 742, ISBN 3-920788-35-4, kostet € 10,50. Erhältlich im Buchhandel oder direkt bei

BIO-Ritter GmbH, Verlag und Versand, Monatshauser Straße 8, D-82327 Tutzing, Telefon 08158/8021, Telefax 08158/7142.

Der BIO Ritter-Versandservice

30 Jahre Erfahrung in Sachen Gesundheit und Lebenshilfe

Für Freunde einer gesunden und natürlichen Lebensweise bietet der BIO-Versandservice mit einem stetig aktualisierten Programm ausgewählte, besondere Produkte. Denn Selbsthilfe tut Not und Eigenverantwortung ist gefragt angesichts der Misere unseres Gesundheitswesens und der vielen chronischen Kranken.

Aus dem Wissen, dass es oft nur kleiner Impulse bedarf, um den „inneren Arzt" zu seinem Recht kommen zu lassen, die Lebensfreude und damit die Gesundheit zu stärken, hat sich der BIO-Versandservice entwickelt. Mit all seinen Produkten für ein gesundes, vitales, frohes Leben, mit Büchern, Kassetten, Videos, die das ganzheitliche Wohlbefinden fördern, die Abwehrkräfte stärken, einfach dafür sorgen, dass unser körperlich-geistig-seelisches Geschehen im Gleichgewicht ist.

Wir freuen uns, wenn auch Sie aus der Vielfalt der mit Sorgfalt ausgewählten Artikel dieses Versandprogramms das für Sie Nützliche und Richtige herausfinden.

Exclusiv beim BIO-Ritter-Versandservice:

Stephanie Faber Frischkosmetik

Frischkosmetik ist weit mehr als nur Naturkosmetik, denn die auf schonende Weise gewonnenen Rohstoffe werden frisch zubereitet und unmittelbar nach der Herstellung versendet. Stephanie Faber Frischkosmetik ist unkonserviert und kann ohne lange Lagerzeit naturfrisch verwendet werden.

Mit der vollen Deklaration der Inhaltsstoffe. Mit Haltbarkeitsdatum versehen. Besonders preisgünstig.

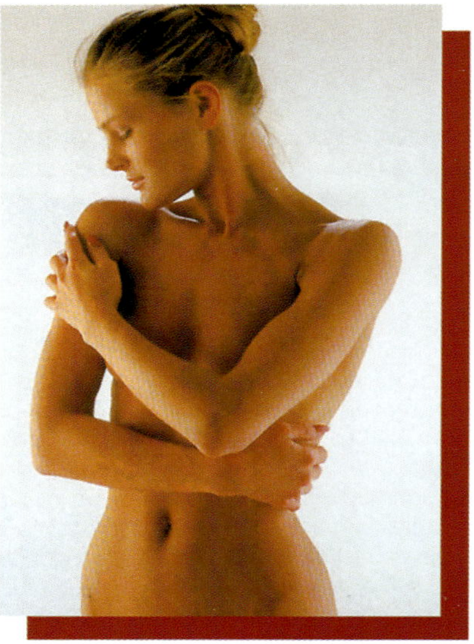

Gesund und schlank mit TV-Heiler Borgos: Mit der telepathischen „Video-Diät" aus dem BIO-Versandprogramm ist es tatsächlich möglich, dem Traum vom Schlank(er)-Sein näherzukommen

Fordern Sie den aktuellen Versand-Katalog sowie den Sonderprospekt für die Stephanie Faber Frischkosmetik an von: BIO Ritter GmbH, Verlag und Versand, Monatshauser Str. 8, D-82327 Tutzing/Starnberger See, Telefon 0 81 58-80 21, Telefax 71 42, E-Mail: bioritter@aol.com